Surabhi Kasar
Lisa Chacko

HEMISECÇÃO E RESSECÇÃO RADICULAR

Surabhi Kasar
Lisa Chacko

HEMISECÇÃO E RESSECÇÃO RADICULAR

ScienciaScripts

Imprint
Any brand names and product names mentioned in this book are subject to trademark, brand or patent protection and are trademarks or registered trademarks of their respective holders. The use of brand names, product names, common names, trade names, product descriptions etc. even without a particular marking in this work is in no way to be construed to mean that such names may be regarded as unrestricted in respect of trademark and brand protection legislation and could thus be used by anyone.

Cover image: www.ingimage.com

This book is a translation from the original published under ISBN 978-620-6-77100-5.

Publisher:
Sciencia Scripts
is a trademark of
Dodo Books Indian Ocean Ltd. and OmniScriptum S.R.L publishing group

120 High Road, East Finchley, London, N2 9ED, United Kingdom
Str. Armeneasca 28/1, office 1, Chisinau MD-2012, Republic of Moldova, Europe
Printed at: see last page
ISBN: 978-620-7-93347-1

Conteúdo

RECONHECIMENTO

Gostaria de aproveitar esta oportunidade para expressar o meu profundo sentimento de gratidão a todas as pessoas sem as quais este projeto não teria sido possível.

Em primeiro lugar, gostaria de agradecer ao **Todo-Poderoso** por ter suportado o seu amor e a sua misericórdia.

Gostaria de exprimir o meu profundo sentimento de gratidão para com os meus pais, **a Sra. Suchita Kasar** e **o Sr. Prakash Kasar,** o meu irmão **Avdhoot Kasar,** e para com todos os que estão em casa pela sua ajuda, paciência, amor, bênçãos e orações que me sustentaram ao longo da vida.

Gostaria de expressar a minha sincera e profunda gratidão à minha orientadora**, a Dra. Lisa Chacko,** Professora e orientadora de pós-graduação, Departamento de Periodontologia e Implantologia Oral, SMBT Dental College & Hospital, Sangamner. Os seus esforços incansáveis, os seus conhecimentos abundantes e a sua estimada orientação tornaram esta revisão da biblioteca uma realidade. Estou-lhe imensamente grato pela sua generosa ajuda.

Os meus sinceros agradecimentos ao **Dr. P. S. Rakhewar,** Professor e HOD, Departamento de Periodontologia e Implantologia Oral, SMBT Dental College & Hospital, Sangamner, por todo o apoio, encorajamento e sugestões oportunas ao longo do meu curso.

Gostaria de estender a minha gratidão e expressar o meu profundo respeito ao **Dr. Saurabh Patil,** à **Dra. Priyanka Kurdukar,** à **Dra. Sayali Patii,** à **Dra. Rupali Borade e** à **Dra. Chhaya Patii** pela sua pronta ajuda.

Estou igualmente grato ao **Dr. Ashok Patil,** Diretor, SMBT Dental College and Hospital, Sangamner, ao **Dr. Suyog Tupsakhare,** Tesoureiro e antigo funcionário administrativo, SMBT Dental College and Hospital, Sangamner e às autoridades do colégio por me terem proporcionado as instalações necessárias para realizar este trabalho.

Estou imensamente grato aos meus colegas **Dr. Vaishali Lihe, Dr. Prachi Sarage, Dr. Shreya Singh, Dr. Anagha Gawai,** aos meus seniores **Dr. Abhishek Kamble, Dr. Deveshri Dalve, Dr. Anand Gaikwad, Dr. Samruddhi Patil, Dr. Sänket Panpatil, Dr. Shruti Shrivastava e Dr. Nitisha Kanoje e** aos meus juniores **Dr. Anisha Dighe, Dr. Ekata JainDesarda, Dr. Kedar Kulkarni, Dr. Sakshi Kanherkar. Nitisha Kanoje e** os meus colegas **Dr. Anisha Dighe, Dr. Ekata JainDesarda, Dr. Kedar Kulkarni, Dr. Sakshi kanherkar, Dr. Aishwarya Tikhile** pela sua ajuda, alegria e apoio emocional durante a realização deste projeto e a minha viagem de pós-graduação.

Gostaria também de agradecer aos meus queridos amigos **Dr. Shriya Maknikar, Dr. Shreyas Bandgar, Dr. Harshada Khomnepatil, Dr. Abhijeet Pandagale,** por me terem constantemente levantado o moral e por me terem feito ultrapassar os meus limites para atingir os meus objectivos.

Por último, mas não menos importante, os meus sinceros agradecimentos ao pessoal não docente do meu departamento e da biblioteca da faculdade pela sua generosa ajuda sempre que necessário.

Dr. Surabhi P. Kasar

PARTE I

INTRODUÇÃO

O biofilme dentário é a causa da doença periodontal, uma doença inflamatória que é mediada pelo hospedeiro. Embora se pense que o biofilme é o causador da doença, o curso da doença pode ser alterado por factores anatómicos, genéticos e ambientais. As zonas de furca são locais anatómicos onde as raízes de um dente multirradicular divergem, o que dificulta a gestão da doença periodontal nestes casos. Para dentes com envolvimento de furca, os resultados da terapia periodontal são tipicamente inferiores aos ideais, independentemente da estratégia de tratamento utilizada. O tratamento correto da doença periodontal é significativamente dificultado pela estrutura complexa e irregular das furcações.[1]

Os defeitos de furca complicam a resposta à terapia porque expõem uma superfície radicular maior às toxinas bacterianas e à deposição de cálculo do que os defeitos ao redor de dentes com uma única raiz. Uma resposta de cicatrização reduzida pode resultar da diferença de tamanho entre as superfícies radiculares expostas e os tecidos moles periodontais após a ocorrência de uma lesão.

Além disso, a localização da área da furca no interior da arcada e a sua difícil acessibilidade podem limitar a eficácia das técnicas de controlo da placa bacteriana, quer realizadas por profissionais, quer auto-administradas. Com os instrumentos periodontais tradicionais, a limpeza eficaz da furca é um desafio, se não impossível, devido à sua natureza anatómica complexa. As regiões de furca são estruturas complicadas que contribuem para a complexidade da progressão e da terapia da doença periodontal.

Um dos obstáculos mais importantes no tratamento da doença periodontal em dentes com muitas raízes é o envolvimento da furca. A causa subjacente do envolvimento da furca é normalmente a perda óssea em redor e dentro da furca, que é normalmente causada pela periodontite crónica que afecta os dentes multirradiculares[2] .

Tratar o envolvimento da furca em dentes multirradiculares afectados por periodontite de uma forma consistentemente bem sucedida é um dos problemas mais importantes e ainda não resolvidos na periodontologia clínica. O diagnóstico exato destas lesões é difícil porque existem várias alternativas terapêuticas acessíveis, tais como terapias conservadoras, ressectivas ou regenerativas[3] .

A terapia de furca tem como objetivo eliminar os defeitos de furca como um problema periodontal persistente, promover a facilidade de manutenção e impedir uma maior perda de inserção. A classificação do envolvimento da furca, a extensão e o padrão da perda óssea e outros factores anatómicos determinam a melhor forma de tratamento.[3]

ANATOMIA DA FURCA

O teto, a região imediatamente acima da bifurcação radicular e a secção onde as raízes divergem constituem a área da furca. A anatomia da furca é complexificada pelo Ângulo de Furca (AF), também conhecido como grau de separação, entrada da furca, tronco radicular, superfície radicular e comprimento radicular, que são componentes essenciais da estrutura radicular.[1]

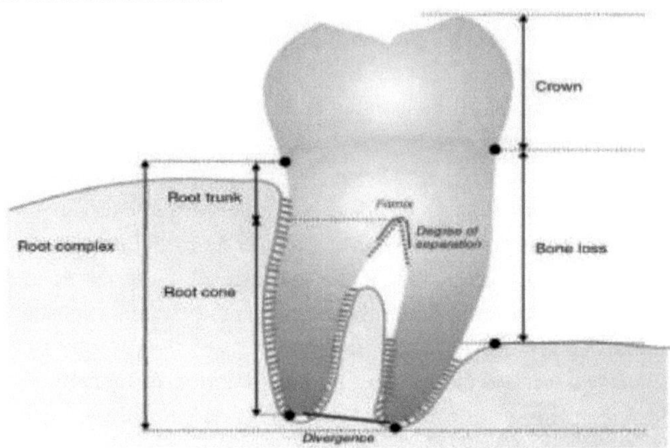

FIGI: Anatomia da Furcação

TAMANHO E LOCALIZAÇÃO DA FURCA

Não existe uma relação consistente entre o tamanho dos dentes e o diâmetro da abertura da furca. Os investigadores encontraram uma relação muito fraca entre os diâmetros da entrada da furca dos primeiros molares superiores e inferiores e as suas larguras mesiodistais na junção cemento-esmalte. Para além disso, em comparação com o primeiro molar lingual, o primeiro molar mandibular tem frequentemente um diâmetro de entrada de furca vestibular mais baixo. Da mesma forma, o diâmetro da entrada da furca vestibular dos primeiros molares superiores é mais pequeno do que o da mesiopalatina ou distopalatina. Em comparação com as pontas dos instrumentos manuais tradicionais, o diâmetro típico da entrada da furca é mais pequeno. Assim, o tamanho e a acessibilidade dos dispositivos que podem eliminar ou controlar as variáveis causais locais e potencialmente alterar a morfologia da furca são cruciais para o sucesso do tratamento de molares com envolvimento da furca.[4]

Maxi⅛7' sí mo⅛r' MantfrWar f sf *motor**

Entrada da furca	M: 16 mm	θ: 2,4 mm
	B: 4,2 mm	L 2,5 mm
	D: 4,8 mm	
Separação de raízes	MB. 5.0 mm	S: 3,0 mm
	DB: 5,5 mm	L 4 Omm
Telhado de furca	4,6 mm	4,6 mm
Depressão da raiz	M: 0,3mm(θ4⅛) D: 0,1 mm (31%) P:	M: 07 mm (100%) D: 0,5 mm
	0Л mm 07%)	(99%)

Área de superfície da raiz	% Eolal	DB: 91mm≈(19%)	M .162mm² (37%)
RSA		MB: 118 ≡ⁱ {25%)	D: 142 mmⁱ (32%)
		P: 115mm² (24%)	Raiz lrunld 34 mm² (31%)
		Tronco da raiz: 153 mm² (32%)	

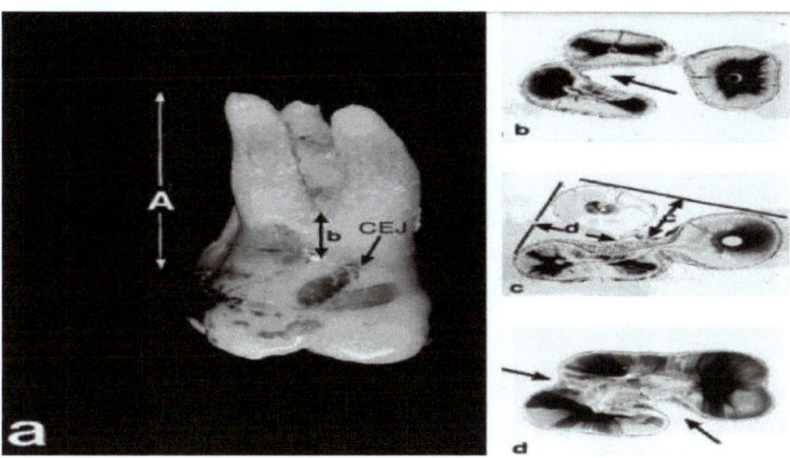

FIG2: Dimensões medidas nos molares superiores, **a:** Aspeto vestibular do segundo molar superior. A: Comprimento da raiz mesiovestibular (mb). Os comprimentos das raízes distobucal (db) e □alatal (p) foram medidos da mesma forma (não mostrado).A distância b representa o comprimento do tronco radicular na face vestibular. Os comprimentos mesial e distal do tronco radicular foram medidos da mesma forma (não mostrado). CEJ: Unção cemento-esmalte.b: Secção transversal junto ao teto da furca. A seta mostra uma concavidade profunda entre as raízes, c: No teto da furca foi avaliada a profundidade das concavidades vestibular (d), distal (c) e mesial (não mostrado), d: Coronal ao teto da furca, profundidades da concavidade vestibular (seta), mesial (seta) e distal (não mostrada).[5]

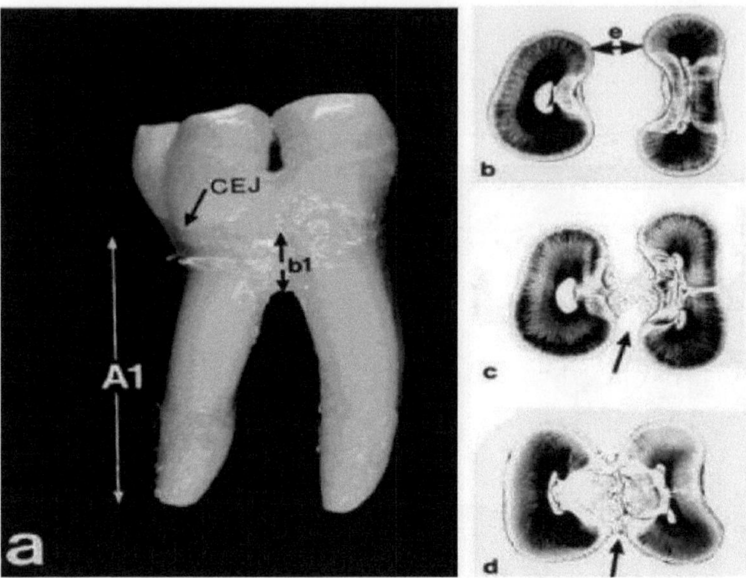

FIG3: Dimensões medidas nos molares inferiores, **a:** Aspeto vestibular do primeiro molar inferior. Al: Comprimento da raiz distal. O comprimento da raiz distal foi medido da mesma forma e a distância bl representa o comprimento do tronco da raiz vestibular. CEJ: Junção cemento-esmalte (seta), b: Secção transversal apical ao teto da furca. Foram medidas as profundidades das concavidades na raiz mesial e distal. As distâncias entre as raízes na lingual (e) e na vestibular (não mostrado) também foram avaliadas, c: Secção transversal no teto da furca. A seta mostra a concavidade vestibular, **d:** Em secções coronais ao teto da furca, foram medidas as profundidades das concavidades vestibular (seta) e lingual.[5]

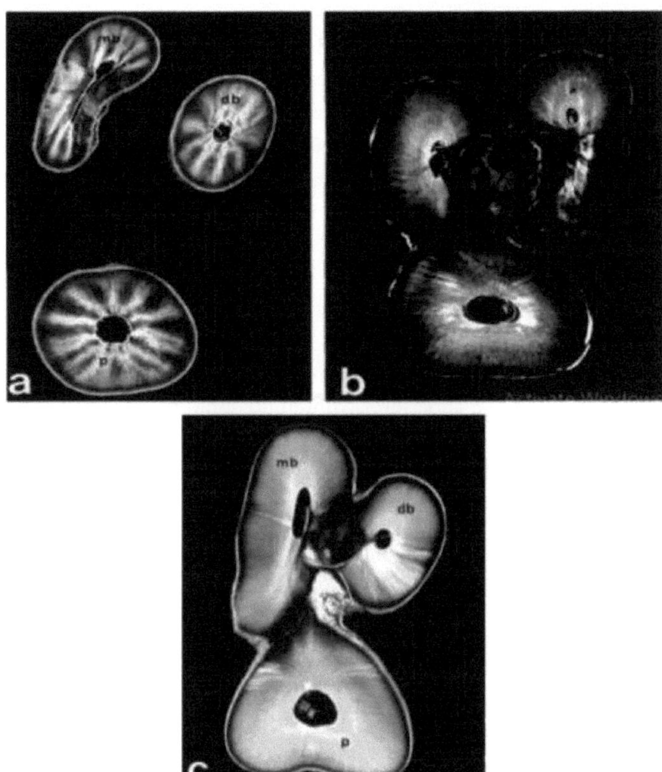

FIG4 a: Área interradicular do molar superior em secção transversal. Está presente uma concavidade moderada na raiz mesiovestibular (mb). Em contraste, tanto a raiz distobucal (db) como a palatina (p) apresentam um contorno arredondado. **b**: No teto da furca estão presentes concavidades profundas. Essas concavidades são acessíveis para desbridamento. **c**: Secção transversal do molar superior coronal à furca. Áreas côncavas profundas não são incomuns e complicam a terapia de manutenção para dentes periodontalmente envolvidos.[5]

O molar é o tipo de dente mais vulnerável a danos periodontais quando não é tratado, e é também o que apresenta a maior taxa de perda de dentes devido a problemas periodontais.[6,7] "Envolvimento da Furca" é o termo utilizado para descrever a reabsorção óssea e a perda de inserção que ocorrem na região interradicular como resultado da doença periodontal associada à placa bacteriana. Os relatórios sugerem que existe um aumento considerável do risco de perda de dentes devido a esta doença. As anomalias de furca são um grande problema de tratamento da doença periodontal devido à sua natureza complicada e irregular.[8,9]

Além disso, em comparação com os defeitos que rodeiam os dentes com uma única raiz, a área de superfície radicular alargada pode ser mais vulnerável a toxinas bacterianas e à acumulação de cálculo, impedindo assim a eficácia do tratamento. Uma resposta de cicatrização enfraquecida pode resultar da disparidade de tamanho entre os tecidos moles periodontais sob infeção bacteriana e as superfícies radiculares após a ocorrência da lesão. Além disso, a localização distante da furca dentro da arcada e a difícil acessibilidade podem tornar as técnicas de redução de placa profissional e auto-administrada menos eficazes.[6]

O prognóstico para um dente com envolvimento de furca é quase sempre incerto. O ligamento periodontal, o osso alveolar e o cemento radicular deterioram-se gradualmente se as fases iniciais não forem corretamente tratadas.

As avaliações clínicas do envolvimento da furca são efectuadas de acordo com os protocolos de exame periodontal. O envolvimento da furca aparece principalmente nos primeiros molares inferiores e superiores, sobretudo como resultado de uma exposição prolongada à placa bacteriana acumulada.[10,11]

Foram propostos vários esquemas de classificação para oferecer uma descrição mais pormenorizada da anatomia da furca. Estas categorias procuram caraterizar a forma do osso circundante, o número de paredes ósseas sobreviventes e a relação entre o tronco radicular e a perda de uma ligação horizontal ou vertical.[12]

FACTORES ETIOLÓGICOS

Os factores etiológicos incluem:[13]

1. Inflamação associada à placa
2. Traumatismo por oclusão
3. Factores anatómicos contribuintes

> Os factores anatómicos incluem:

o Largura da entrada da furca

o Comprimento do tronco da raiz

o Presença de concavidades radiculares

o Projecções do esmalte cervical

o Cumes de bifurcação

o Pérolas de esmalte

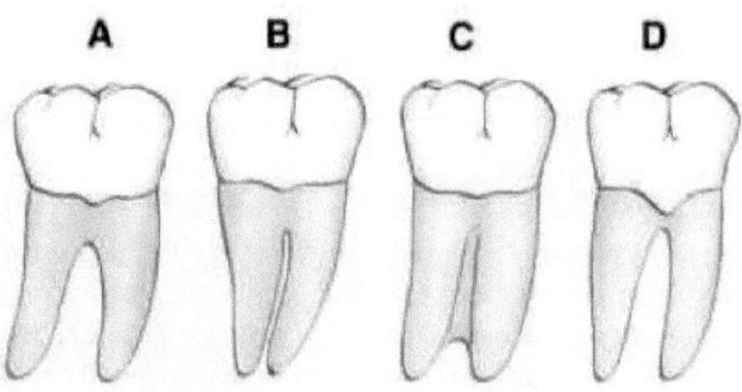

FIG 5: Diferentes características anatómicas que podem ser importantes no

prognóstico e tratamento do envolvimento da furca. **A,** raízes muito separadas. **B,** as raízes estão separadas mas próximas. **C,** raízes fundidas separadas apenas na sua porção apical. **D,** Presença de projeção do esmalte que pode favorecer o envolvimento precoce da furca.

CLASSIFICAÇÃO DO ENVOLVIMENTO DA FURCA

Estas são algumas classificações do envolvimento da Furca dadas por Iva Yordanova na sua revisão:[12]

Autores	Descrição
Glickman,I.(1953)	**Grau I:** Lesão precoce. A bolsa é supra-óssea, envolvendo o tecido mole. Existe uma ligeira perda óssea na área da furca e não há evidência radiográfica de perda óssea. **Grau II:** O osso está destruído num ou mais aspectos da furca, mas uma porção do osso alveolar e do ligamento periodontal permanecem intactos, permitindo apenas uma penetração parcial da sonda. A radiografia pode ou não revelar o envolvimento da furca de grau II. **Grau III:** Destruição do tecido conjuntivo e da parede óssea até à furca. É claramente mostrado nas radiografias como uma área radiolúcida entre as raízes. **Grau IV:** O osso interdentário é destruído e o tecido mole Os tecidos recuam apicalmente. A abertura da furca é visível.
ANATOMIA **Goldman et al. (1958)**	**Grau I:** lesão incipiente. **Grau II:** Cul-de-saclesion. **Grau III:** Lesão completa.
affileno, (1969) H.J.	**Classe I**: Furca com uma lesão dos tecidos moles que se estende até ao nível da furca, mas com um grau menor de destruição óssea. **Classe II**: Furca com uma lesão dos tecidos moles e um grau variável de destruição óssea, mas sem uma comunicação através da furca. **Classe IIF**: Furca com destruição óssea de Apenas o aspeto facial. **Classe IIL**: Furca com destruição óssea apenas no aspeto lingual. **Classe IIM**: Furca com destruição óssea apenas na face mesial. **Classe IID**: Furca com osso Destruição apenas da parte distal.

	Classe III: Furca com destruição óssea com comunicação através de um ou mais pontos.
Easley e Drennan (1969)	**Classe I**: Envolvimento incipiente, entrada da furca Detetável sem perda óssea horizontal. **Classe II.Tipo1**: Perda óssea horizontal, mas sem componente vertical. **Classe II.Tipo2**: Perda óssea horizontal e vertical. **Classe III.Tipo1**: Perda total ou parcial de fixação na furca sem componente vertical **Classe III. Tipo 2:** Perda total ou parcial de fixação na furca com componente vertical. **Grau I**: Perda de inserção horizontal < 3mm; **Grau II**: Perda de inserção horizontal >3mm não abrangendo a largura da área de furca; **Grau III**: Destruição horizontal e total do tecido periodontal na área da furca.
Ricchetti,P.A.(1982)	**Classe I**: 1 mm de medida horizontal, o sulco radicular. **Classe Ia**: 1-2 mm de invasão horizontal, danos mais precoces. **Classe II:** 2-4 mm de invasão horizontal. **Classe IIa**: 4-6 mm de invasão horizontal. **Classe III**: >6mm de invasão horizontal.
Tal e Lemmer (1982)	O grau de gravidade dos defeitos de furca que afectam cada molar é atribuído a um de quatro grupos designados 1, 2, 3 e 4, referidos como pontuações do índice de envolvimento de furca (FII). **Furcal rating 1**: A profundidade da furca é de 0 mm. **Furcal rating 2**: A profundidade da furca é de 1 a 2 mm. **Furcal rating 3**: A profundidade da furca é de 3 mm. **Furcal rating 4**: A profundidade da furca é de 4 mm ou mais.
Tarnow & Fletcher (1984)	Para cada classe de classificação horizontal (I-III), foi adicionada uma subclasse baseada na reabsorção óssea vertical: **SubclasseA** :0-3mm. **SubclasseB**:4-6mm. **SubclasseC** :>7mm.
Eskow e Kapin (1984)	O envolvimento da furca é classificado como subclasses A de grau I, B, e C (envolvimento vertical): **SubclasseA**: Destruição vertical > 1/3. **Subclasse B**: Destruição vertical de 2/3. **SubclasseC**: Destruição vertical para além do terço apical da altura interradicular
Fedi,P.F. (1985)	Classificação combinada de Glickman e Hamp: O grau II

	subdivide-se nos graus I e II. Grau I: Perda óssea vertical de 1-3 mm. Grau II: Perda óssea vertical >3mm, não comunicada de forma completa.
Grant,D.A. et al. (1988)	**Classe I**: Envolvimento apenas da flauta; **Classe II**: Envolvimento parcial sob o teto; **Classe III**: Perda total ou parcial.
Basaraba,N. (1990)	**Classe I**: Envolvimento inicial/incipiente da furca. **Classe II**: Envolvimento parcial da furca. **Classe III**: Envolvimento de furca comunicante.
Carnevale, G. et al. (1997)	Classificação modificada de Hamp et al. (1975): **Grau I**: Perda de fixação horizontal < 1/3 **Grau II**: Perda de fixação horizontal > 1/3. **Grau III**: Destruição horizontal total e total.
Nevins e Capetta (1998)	**Classe I**: Perda de ligação incipiente ou precoce. **Classe II**: Uma invasão mais profunda e perda de ligação que não se estende a uma invasão completa. **Classe III**: Perda completa do periodonto que se estende da superfície vestibular à lingual. Diagnosticada radiográfica e clinicamente.
Houetal.(1998)	Classificação baseada no comprimento do tronco radicular e na perda óssea horizontal e vertical. Tipos de tronco radicular: **Tipo A**: Furca envolvendo o terço cervical do comprimento da raiz. **Tipo B**: Furca envolvendo o terço cervical e os dois terços cervicais do comprimento da raiz. **Tipo C**: Furca envolvendo dois terços cervicais do comprimento da raiz. Classes de furca: **Classe I**: perda horizontal de 3 mm. **Classe II**: Perda horizontal >3mm. **Classe III**: Perda horizontal - através e através. Subclasses por avaliação radiográfica da vista periapical: Subclasse a. Defeito supra-ósseo. Subclasse b. Defeito infra-ósseo. Classificação das furcações: AI,AII,AIII: Troncos radiculares do tipo A com furcações de classe I, classe II e classe III. BI, BII, BIII: Troncos radiculares do tipo B com furcações de classe I, classe II e classe III. CI, CII, CIII: Troncos radiculares do tipo C com

	furcações de classe I, classe II e classe III.
Fedietal. (2000)	Classificação de Glickman modificada: **Grau II grau I - existe** quando a perda óssea furcal possui um componente vertical de >1 mas <3mm. **Grau II grau II-** existe quando a perda óssea iircal possui um componente vertical de >3mm, mas ainda não comunica completamente.
Glossário de termos periodontais (2001) '	**Classe I**: Perda óssea mínima mas notável na furca. **Classe II**: Grau variável de destruição óssea, mas não se estende completamente através da furca. **Classe III**: A reabsorção óssea estende-se completamente através da furca.
Walter, C.et al. (2009)	Modificação da classificação de Hamp et al. **Grau I:** Perda de inserção horizontal < 1/3 da largura do dente. **Grau II**: Perda horizontal de suporte > 3 mm, < 6 mm. **Grau II-III**: Perda horizontal de suporte > 6 mm, mas não se estende completamente através da furca. **Grau III**: Destruição horizontal através de e através de.
Carnevale, G.etal. (2012)	**Grau I**: Perda de fixação horizontal < 1/3; **Grau II**: Perda de fixação horizontal > 1/3; **Grau III**: Destruição horizontal através de e através de.
Pilloni A., Rojas, M.A. (2018)	NE - Não exposto; E - exposto. **NEI**: A lesão de furca não está clinicamente exposta. A perda de fixação horizontal é de 2 mm ou menos. **NEII**: A lesão de furca não está clinicamente exposta. A perda de fixação horizontal é de 3 mm ou mais.
	NEIII: A lesão da furca não está clinicamente exposta. A perda de fixação horizontal é total, com abertura total da furca. **EI**: A lesão de furca está clinicamente exposta. A perda de inserção horizontal é

	de 2 mm ou menos. **EII**: A lesão de furca está clinicamente exposta. A perda de fixação horizontal é de 3 mm ou mais. **EIII**: A lesão de furca está clinicamente exposta. A perda de inserção horizontal é total, com abertura da furca através da mesma.
Kolte,A.P. et al. (2018)	**Grau I** - Este tipo de envolvimento da furca é uma lesão incipiente que se desenvolve através de uma destruição periodontal ligeira a moderada e uniforme que se estende até à flauta da furca e se manifesta com um aumento da profundidade de sondagem. **Grau Ia**: Inclui todas as características do FI de Grau I, com a posição normal da margem gengival que é ligeiramente coronal à JCE. **Grau Ib**: Inclui todas as características do FI de Grau I, com a posição da gengiva
	margem, 0-3 mm apicalmente à JCE. **Grau Ic**: Inclui todas as características do FI de Grau I, com a posição da margem gengival que é mais de 3 mm apical à JCE e pode levar a problemas mucogengivais. **Grau II**: Este tipo de IF é uma lesão confinada que se desenvolve por destruição periodontal moderada de quantidade variável que se estende até à área interradicular, com um teto arqueado criado pela furca e delimitado por raízes e osso. **Grau II tipo 1a-** Compreende todas as características da IF de Grau II tipo 1 com a posição normal da margem gengival que é ligeiramente coronal à JCE. **Grau II tipo 1b** - Inclui todas as características do Grau II Tipo 1 FI com a posição da margem gengival que é 0-3mm apical à JCE. **Grau II tipo1c** - Inclui todas as

	características do Grau II tipo FI com a posição da margem gengival que é mais de 3 mm apical à JCE e pode levar a um problema mucogengival. **Grau III tipo 2a-** Inclui todos os
	as características do Grau III Tipo 2FI com a posição normal da margem gengival que é ligeiramente coronal à JCE

DIAGNÓSTICO DO ENVOLVIMENTO DAS FURCAÇÕES

A deteção do envolvimento da furca envolve a avaliação clínica, a sondagem, a sondagem transgengival e a análise radiográfica. A perda óssea vertical é avaliada radiograficamente ou através de sondagem vertical, utilizando medidas como o nível ósseo vertical de sondagem (PBL-V) da junção cemento-esmalte (CEJ) ou da margem da raiz (RM) até à crista alveolar. Dada a anatomia intrincada das furcações, os seus percursos curvos e a tendência para as entradas das furca dos pré-molares e molares superiores se abrirem em espaços interproximais, são necessárias sondas de furca curvas especializadas para um diagnóstico preciso das furcações.[14]

A medição da distância entre a ponta da sonda e uma tangente estimada às convexidades radiculares junto à furca permite determinar o grau de participação da furca. Para esta medição, utiliza-se uma sonda rígida e curva (como a sonda Nabers), que é inserida horizontalmente na junção adequada. Torna possível medir os vários graus de envolvimento da furca ou a perda de inserção horizontal em milímetros.

A sonda é posicionada na superfície do dente acima da borda gengival em regiões onde uma entrada de furca é antecipada, como a porção lingual de um molar mandibular. A sonda é então lentamente movida apicalmente, movendo-se em ziguezague pela gengiva até atingir a base da bolsa ou sulco. A presença de envolvimento de furca é frequentemente detectada quando a sonda entra horizontalmente numa depressão.

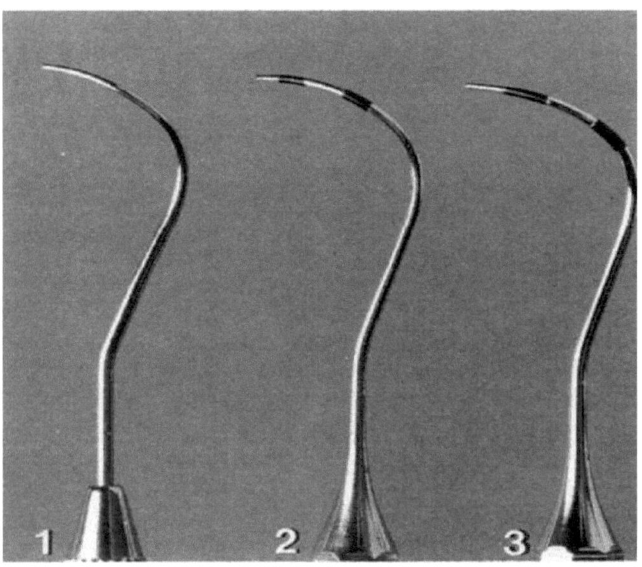

FIG6: Sondas utilizadas para o diagnóstico clínico de furca 1) Sonda de Nabers; 2) Sonda ZA-2 com calibração em incrementos de 2 mm; 3) Sonda ZA-3 com calibração em incrementos de 3 mm.

O diagnóstico da periodontite envolve tanto a avaliação clínica como os testes radiográficos. O método preferido para avaliar a perda óssea marginal através da radiografia continua a ser a abordagem bidimensional utilizando radiografias periapicais. Esta técnica também permite a identificação de reabsorções, cáries e morfologia radicular. Para garantir uma precisão de diagnóstico óptima, as radiografias periapicais devem ser obtidas utilizando a técnica do paralelismo.

Ocasionalmente, para reduzir a exposição cumulativa à radiação, os profissionais podem optar por combinar radiografias periapicais e panorâmicas em vez de efetuar um conjunto completo de radiografias periapicais para toda a boca. Infelizmente, existe uma diversidade significativa na seleção e utilização de técnicas radiográficas adequadas para avaliar as condições periodontais nos consultórios dentários gerais.

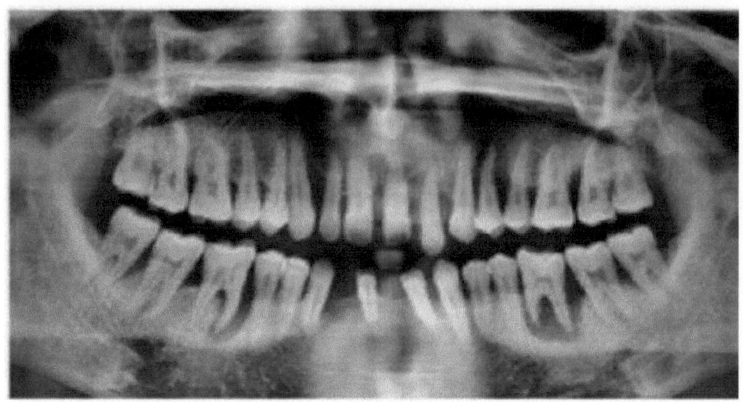

FIG7: Ortopantomografia mostrando o envolvimento da furca no primeiro molar inferior esquerdo e direito

A tomografia computorizada de feixe cónico (CBCT) representa um método tridimensional moderno na imagiologia oral. A avaliação radiográfica bidimensional tradicional enfrenta limitações na avaliação precisa dos níveis ósseos marginais e da perda óssea inter-radicular precoce devido à sobreposição do osso e das estruturas anatómicas adjacentes.

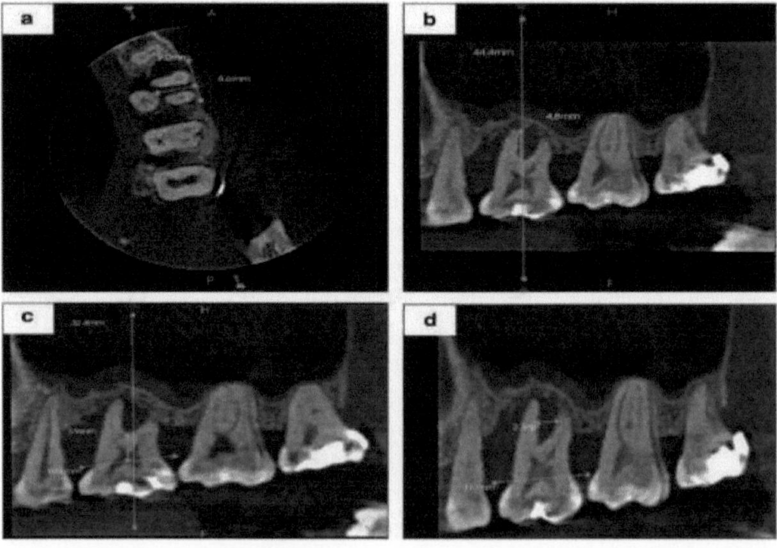

FIG8: Diagnóstico e planeamento do tratamento utilizando a tomografia computorizada de feixe cónico (CBCT). Imagens de CBCT com secções horizontais, sagitais e transversais dos primeiros molares.

GESTÃO DE LESÕES DE FURCA

A gestão das furcações pode ser classificada, em termos gerais, de acordo com Kalkwarf e
Reinhardt (1988)[15] da seguinte forma:
A área de furca pode ser mantida por

1. Aumentar o acesso à furca
2. Remoção de furca
3. Fecho da furca com nova fixação[16]

Grau I	Grau II	Grau III
1. destartarização e alisamento radicular 2. curetagem com retalho 3. retalho posicionado apicalmente 4. odontoplastia 5. osteoplastia 6. ostectomia	1 Curetagem com retalho 2 Ressecção da raiz 3. hemisecção 4. Fricção com retalho com Membrana de barreira (GTR)	1 Curetagem com retalho 2 Ressecção da raiz 3. hemisecção 4. curetagem de retalho com membrana de barreira (GTR) 5. extração estratégica

A escolha de um plano de tratamento adequado para um dente com envolvimento de fratura depende de uma série de variáveis, tendo em conta critérios gerais e específicos. Antes de mais, é necessário avaliar a idade do paciente, o seu estado geral de saúde e o tipo de doença periodontal que apresenta. Além disso, é fundamental avaliar o significado estratégico global de cada dente e quaisquer efeitos prospectivos no planeamento completo do tratamento. O tipo de dente e o grau de envolvimento da furca são os dois principais factores a ter em conta nesta avaliação.
Além disso, devem ser tidos em consideração factores adicionais como a estrutura do dente ou da raiz, a relação anatómica e topográfica entre as raízes, a morfologia da lesão óssea, a ligação periodontal remanescente em torno das raízes individuais e a mobilidade prevista. Em última análise, a proficiência e a experiência do operador também desempenham um papel crucial na tomada de decisões.[17]
Na medicina dentária contemporânea, a preservação de uma dentição funcional ao longo da vida é possível graças aos avanços nas modalidades de tratamento. Os dentes naturais têm várias vantagens em relação aos substitutos, tais como custos mais baixos e uma mastigação mais eficaz quando comparados com implantes dentários ou próteses fixas. Como resultado, escolher a preservação em vez da extração é frequentemente a melhor opção.[18]
No início da década de 1960, a terapia de amputação radicular representou um avanço pioneiro tanto na periodontia quanto na endodontia. Hiat e Ameen contribuíram significativamente para o avanço das técnicas de salvamento dentário, fornecendo descrições detalhadas das indicações e métodos para a amputação radicular.[19] A conservação do que está presente é muito melhor do que a remoção meticulosa da estrutura.[20]

Com os avanços nos procedimentos e materiais dentários, tanto na periodontia como na endodontia, surgiram terapias mais sofisticadas, oferecendo aos pacientes com dentes de prognóstico marginal a possibilidade de manter a dentição funcional durante toda a vida. As intervenções terapêuticas destinadas a preservar os dentes variam em complexidade.[21]

Para manter os dentes na totalidade ou em parte, o tratamento pode combinar dentisteria, endodontia e periodontia. Estes dentes podem funcionar como coroas independentes com suporte suficiente, como suportes em pontes fixas simples ou como unidades mastigatórias autónomas.

Se a doença periodontal ou a cárie grave não forem tratadas, podem evoluir ao ponto de ser necessária uma extração.

Para manter o máximo possível da estrutura do dente, são utilizadas operações de ressecção dentária em vez da extração do dente completo.[22]

São descritos vários procedimentos de ressecção:

- Hemisecção
- Radisecção
- Bisecção
- Amputação da raiz

A amputação da raiz refere-se à remoção de uma ou mais raízes de um dente multirradicular, enquanto as outras raízes são mantidas. A hemisecção denota a remoção da separação da raiz com a porção da coroa que a acompanha dos molares mandibulares. Radisecção é uma terminologia mais recente para a remoção de raízes de molares. A bissecção ou bicuspidização é a separação das raízes mesial e distal dos molares inferiores juntamente com a sua porção coronária, onde ambos os segmentos são depois retidos individualmente.[22]

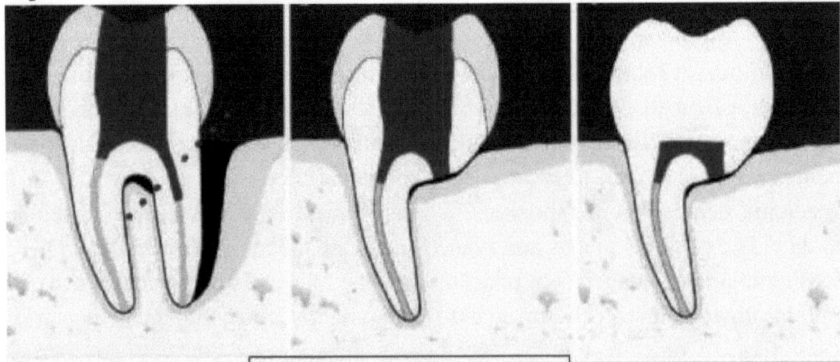

FIG9: Amputação da raiz

É prática comum a hemisecção de um molar maxilar ou mandibular para reter dentes necessários para a função oclusal ou suporte de restauração. Quando combinada com um processo meticuloso de seleção de casos e uma estratégia interdisciplinar que incorpore procedimentos endodônticos, cirúrgicos e protéticos, esta técnica pode produzir resultados fiáveis. O objetivo da hemisecção é preservar o máximo possível da estrutura natural do dente, utilizando uma abordagem conservadora ao tratamento.

Podem ser alcançadas elevadas taxas de sucesso quando são tidos em conta factores adequados, como a seleção do paciente e o planeamento do tratamento.[23]

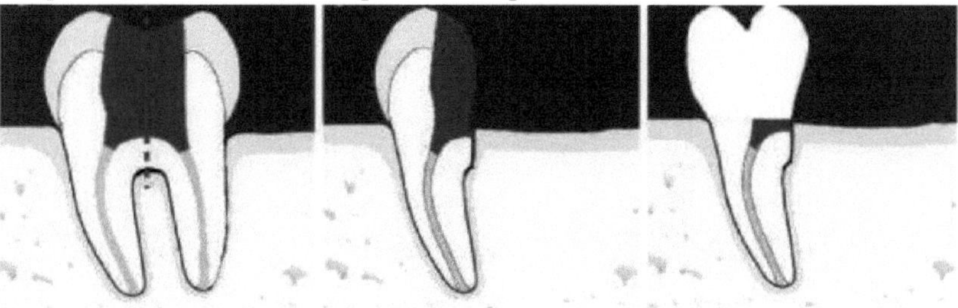

FIG10: Hemisecção

As indicações periodontais para esta cirurgia incluem uma furca de Classe III que pode resultar numa raiz viável pós-hemisecção ou perda óssea grave restrita a uma única raiz. Para além disso, este método é ainda apropriado se o paciente tiver dificuldade em praticar uma higiene dentária adequada nessa área. Antes de efetuar estas alterações dentárias, deve ser concluído o tratamento endodôntico necessário, de modo a reduzir riscos como a calcificação distrófica intra-pulpar e a sensibilidade dentária pós-operatória.[22]

A acumulação de placa é evitada através do alisamento meticuloso da área à volta da furca para permitir uma limpeza completa. Uma vez que a principal causa de fracasso após a hemisecção é a fratura da raiz, as tensões oclusais devem ser distribuídas uniformemente pelas restantes raízes através de ajustes de oclusão.[24]

A hemisecção proporciona um suporte mais adequado para próteses parciais fixas porque permite que a raiz retida se mova naturalmente. As margens exactas da coroa, a modelação adequada do espaço de embrasure e a diminuição das forças oclusais contribuem para as excelentes taxas de sucesso da hemisecção.[25]

Os resultados do tratamento da hemisecção são fiáveis e, se os princípios básicos forem seguidos, podem ser alcançadas elevadas taxas de sucesso.[26]

HISTÓRIA

Em 1986, Edward N. Green escreveu um artigo de revisão discutindo a hemisecção e a amputação radicular, destacando como a endodontia e a periodontia se cruzam no tratamento de molares com envolvimento de bifurcação ou trifurcação. O conceito de preservar partes de dentes remonta a mais de um século, mas os avanços na terapia endodôntica e no tratamento periodontal melhoraram significativamente as taxas de sucesso na preservação de molares com problemas de furca que, de outra forma, seriam perdidos.

Mesmo nos casos em que os tratamentos menos invasivos tenham sido ineficazes - como destartarização, alisamento radicular, ajuste oclusal e cirurgia de retalho com ou sem recontorno ósseo e materiais de enxerto ósseo - existe agora uma alternativa viável à extração de molares com problemas de furca completa. Se a odontologia restauradora já tiver sido concluída e a retenção de uma parte do dente puder prolongar a vida útil de uma coroa ou prótese parcial fixa, os pacientes devem ter a opção de hemisecção ou amputação da raiz.[27]

INDICAÇÕES E CONTRA-INDICAÇÕES

As indicações para o procedimento de hemisecção são as seguintes

Indicações periodontais:[28]

1. Perda óssea vertical grave envolvendo apenas uma raiz de dentes multirradiculares (FIG11)
2. Destruição total da furca (FIG12)
3. Proximidade desfavorável das raízes dos dentes adjacentes, impedindo a manutenção de uma higiene adequada nas zonas proximais.
4. Exposição radicular grave devido a deiscência (FIG13)

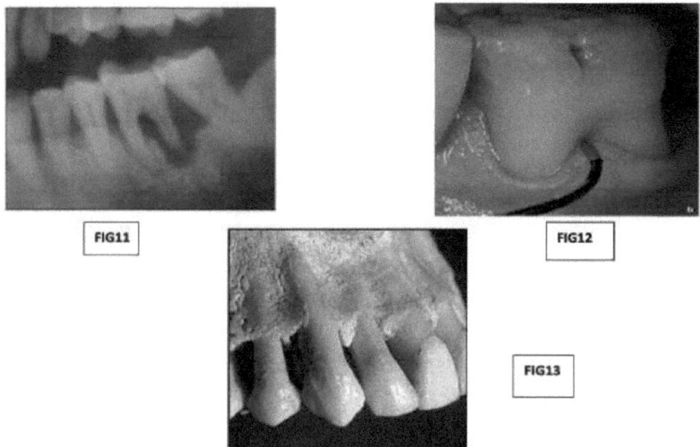

FIG11 FIG12 FIG13

Indicações endodônticas e de restauração:

1. Falha protética de pilares dentro de splints: Se um dente com uma ou várias raízes dentro de uma ponte fixa estiver comprometido por doença periodontal e o suporte restante dos pilares for considerado suficiente, a extração da raiz do dente é uma opção melhor do que a remoção da ponte como um todo.
2. Insucesso endodôntico: Quando a instrumentação não é possível devido a uma rutura no fundo da câmara pulpar ou no canal pulpar de uma das raízes de um dente tratado endodonticamente, os dentes hemiseccionados podem ser úteis.
3. Uma raiz fracturou verticalmente: Neste caso, há poucas hipóteses de recuperação. Uma raiz pode ser amputada se uma fratura vertical a atravessar sem afetar as outras raízes.
4. Processo destrutivo grave: Durante o tratamento endodôntico, podem ocorrer lesões graves, cáries de furca ou subgengivais, ou uma grande perfuração da raiz.

Seguem-se as contra-indicações para o procedimento de hemisecção:

1.dentes adjacentes fortes disponíveis para pilares de pontes como alternativas à hemisecção.
2. Os canais inoperáveis na raiz devem ser retidos.
3. A fusão das raízes torna impossível a separação.
4. Considerações estratégicas de restauração, por exemplo: ponte ou implante podem ser mais adequados do que tentar reter o dente afetado.

5. Fraca adesão ou cooperação do doente
6. Mobilidade dentária excessiva
7. Suporte ósseo insuficiente[28]

PRÉ-REQUISITOS CLÍNICOS DA TERAPIA PRÉ E PÓS HEMISECÇÃO

Tratamento endodôntico antes ou depois da amputação

A amputação de uma raiz periodontalmente afetada apenas depois de os canais das restantes raízes terem sido selados é o curso de ação preferido. No entanto, não é uma boa ideia sujeitar o paciente ao tempo e às despesas de ter obturações de canal em todas as raízes antes da cirurgia se o defeito periodontal for significativo e não for claro se o dente impactado permanecerá na área afetada até que a área seja exposta cirurgicamente.

Segundo certas investigações, neste tipo de casos, a polpa do dente danificado deve ser extraída e os seus canais medidos antes da cirurgia. Isto indica a gestão e o potencial de tratamento futuro das raízes que devem ser mantidas.

Depois de terem sido efectuadas operações de amputação no mesmo dente, é muito indesejável encontrar uma raiz retida que não possa ser tratada endodonticamente. Após o procedimento endodôntico inicial, são utilizados compostos como Cavit ou ZOE para selar temporariamente o acesso.

Em algumas circunstâncias, pode ser quase impossível decidir se uma amputação é necessária antes da cirurgia. Nestas situações, é melhor proceder imediatamente à amputação para salvar a polpa importante e tratar o endodontista com urgência durante a sessão cirúrgica.

O objetivo de uma intervenção endodôntica de emergência é evitar uma deterioração grave de uma polpa persistentemente inflamada (causada por doença periodontal) ou aliviar o desconforto do paciente resultante da exposição da polpa, que pode ser causada por trauma sofrido durante a amputação.

A recuperação da doença periodontal pode ser dificultada pela estreita relação entre a polpa e as estruturas periodontais, especialmente se a polpa estiver irritada. Além disso, a administração de terapia endodôntica pode ser difícil se houver uma contaminação extensa da polpa a partir do local aberto após a amputação.[5]

PROCEDIMENTO CIRÚRGICO

Após uma terapia endodôntica bem sucedida, deve ser realizado o procedimento de hemisecção da raiz afetada. Os canais devem ser bem obturados e a câmara deve ser preenchida com um material de restauração adequado para manter uma boa vedação e permitir que a área interproximal seja corretamente contornada durante a separação cirúrgica.[29]

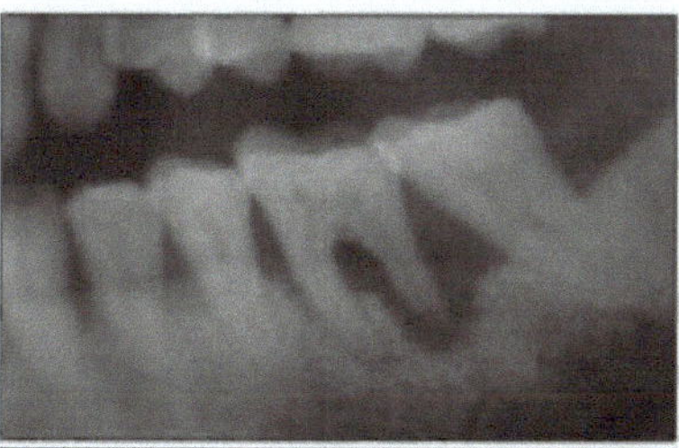

FIG14A: Radiografia pré-operatória que mostra uma radiolucência difusa à volta de raiz mesial de 36

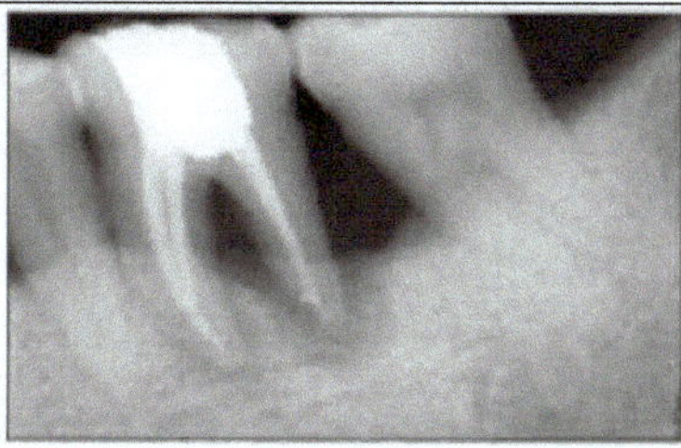

FIG14B: Radiografia pré-operatória mostrando um canal radicular bem obturado

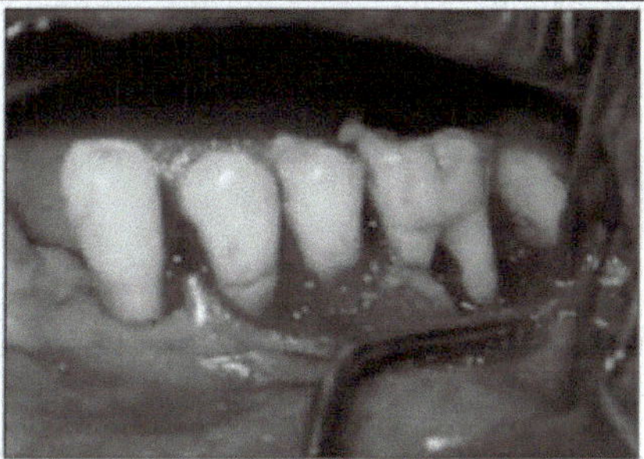

FIG14C: A cirurgia exploratória revelou um defeito ósseo semelhante a uma cratera visto em relação a raiz distal de 36

Sob o tipo e a quantidade de anestesia aplicáveis, devem ser colocadas incisões creviculares na área de interesse. Um retalho mucoperiosteal de espessura total deve ser levantado para que o defeito ósseo e a raiz a ser hemiseccionada fiquem claramente evidentes. O tecido de granulação deve ser removido com curretes de Gracey para expor o osso.

O método de corte vertical deve ser utilizado para ressecar a raiz juntamente com a parte adjacente da coroa. Uma broca de carboneto de fissura cónica de haste longa pode ser usada para fazer um corte vertical em direção à área da bifurcação. A separação pode ser examinada através da passagem de uma sonda fina na bifurcação.

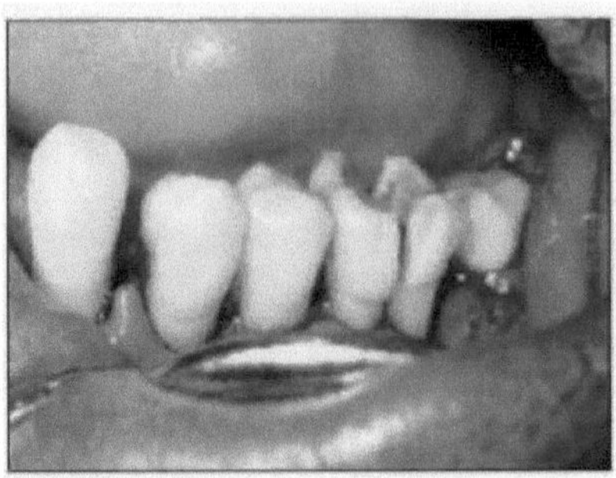

FIG14D: Um corte vertical feito em direção à área de bifurcação para hemisecção

A metade afetada deve ser extraída e o alvéolo deve ser adequadamente irrigado com solução salina estéril. A destartarização e o alisamento radicular devem ser efectuados nas superfícies radiculares que ficam acessíveis após a remoção da raiz afetada.

Em seguida, o local extraído deve ser novamente irrigado e desbridado. O defeito ósseo deve ser enxertado utilizando um enxerto ósseo adequado. O retalho deve ser reposicionado e suturado com material de sutura adequado.

A mesa oclusal deve ser minimizada para redirecionar as forças ao longo do eixo longo da raiz preservada. Após a conclusão do procedimento, o exame radiográfico deve mostrar uma raiz preservada bem retida e um alvéolo de extração limpo da raiz hemiseccionada.

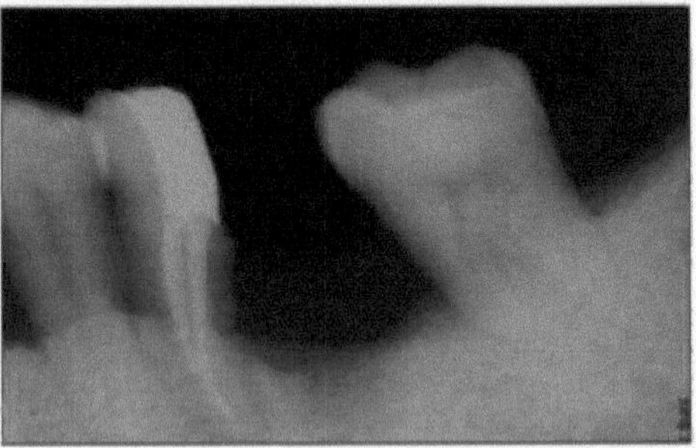

FIG14E: Radiografia pós-operatória mostrando uma hemisecção 36

Após a evidência de uma cicatrização completa, que poderá ocorrer provavelmente após um mês, pode ser planeada uma prótese de ponte fixa utilizando a metade retida do dente.

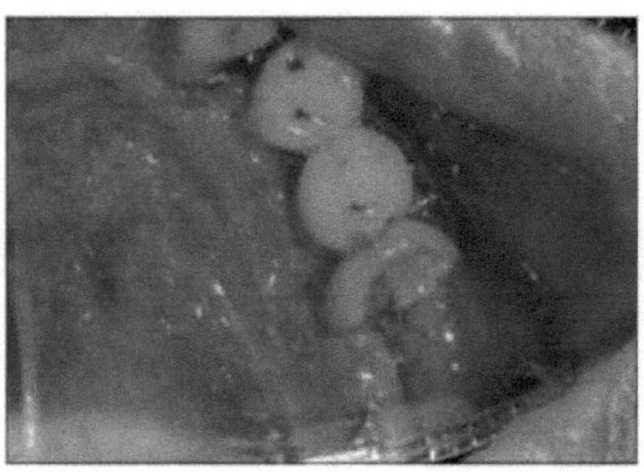

FIG14F: Cicatrização do local da cirurgia após 4 semanas

Fase de restauração

As operações de restauração podem começar se o alvéolo tiver cicatrizado o suficiente e a área coronal estiver totalmente coberta.[5] Uma estratégia alternativa foi proposta por Marin et al.[30] que recomendaram o acabamento da restauração antes do processo de amputação para garantir que a acumulação é retentiva em cada raiz individual. Isto é conseguido através da modificação do terço coronal do canal e da cavidade de acesso, cortando ranhuras laterais que resultam em rebaixos nas direcções mesiodistal ou apicocoronal.

Tipicamente, são usados compósitos quimicamente curados para a construção da coroa, com adesivo dentinário adicionado para melhorar a retenção do material. A ideia de que restaurações fundamentais específicas fortalecem os dentes após o tratamento endodôntico tem sido contestada pela investigação em prótese.

A retenção e a resistência à fratura de vários materiais de fundação e métodos de construção têm sido cuidadosamente investigados. No entanto, uma vez que as coroas de cobertura total, que demonstraram melhorar estas discrepâncias, são normalmente posicionadas sobre estas acumulações de coroas, oferecendo alguma proteção a estas fundações, as variações têm pouco significado clínico.[31]

O efeito de virola é produzido pelo bordo de uma coroa completa que toca a estrutura do dente por baixo do material de base. Este efeito é considerado especialmente importante para a prevenção de problemas técnicos e para a restauração de um dente que teve as suas raízes removidas. Com base nos padrões de carga do dente, a investigação clínica sugere que os locais vestibulares e linguais da ponteira são mais importantes para evitar fracturas. A taxa de fracasso aumenta quando o efeito da virola é inferior a 1,5 mm.[30] Consequentemente, o comprimento da extensão apical do preparo da coroa pode ser mais crucial do que o tipo de material do núcleo e a presença ou ausência de um pino.[32]

Outro fator importante é o tipo de margem da restauração de cobertura completa. As linhas de acabamento em gume de faca, que poupam a estrutura dentária, são frequentemente necessárias devido à reduzida largura das raízes remanescentes, de modo a evitar a remoção excessiva da estrutura radicular residual. Na região da extensão cervical, este tipo de linha de acabamento é particularmente crucial quando o médico pretende produzir um efeito de virola. São necessárias margens metálicas para a restauração de cobertura completa numa tal linha de chegada. Para evitar cargas oclusais excessivas, Newell[33] também propôs um desenho oclusal com uma mesa oclusal estreita e inclinações cuspais reduzidas.

Contorno do dente após hemisecção

Para que o dente continue a ser preservado após a terapia de separação e ressecção da raiz, a morfologia da parte remanescente é essencial. De acordo com Schmitt e Brown[34] , o preparo para coroa precisa ser "barreado" para se ajustar ao perfil do complexo radicular. Para obter uma forma côncava para o tronco radicular e a coroa, a preparação da coroa deve ser moldada para se assemelhar ao contorno da raiz. Isto inclui a eliminação do teto de quaisquer furcações de classe II pouco profundas. Os pacientes devem estar atentos a estas áreas, uma vez que, nesta configuração, não proporcionam a melhor superfície para efetuar procedimentos de higiene oral.

Di Febo et al.[35] recomendam um "preparo combinado" para alterar o perfil de emergência, que é diferente desta solução. O objetivo deste processo é criar superfícies convexas que facilitem melhores práticas de higiene oral. É necessário que seja feito durante a cirurgia; na realidade, a forma da raiz precisa de ser alterada quando emerge do osso. Para aplanar a superfície do dente, é feito um chanfro na região convexa da raiz sem tocar nas porções côncavas. Isto modifica o perfil da raiz. A posição da câmara pulpar e do canal radicular preenchido deve ser cuidadosamente considerada ao efetuar esta preparação.

Além disso, devido à pouca estrutura radicular residual, este procedimento requer uma preparação em ponta de faca para a preparação final do dente. Qualquer outra forma de acabamento não é permitida. Os autores defendem que uma manutenção superior da saúde periodontal e um controlo mais simples da placa bacteriana são possíveis graças às superfícies planas que são obtidas através de uma "preparação combinada".

Os pacientes de hemisecção têm prognósticos bem documentados em vários estudos na literatura, mas há muita flutuação nas percentagens de sobrevivência declaradas. Os estudos demonstraram que as taxas de sobrevivência variam entre 40% e 60%, havendo outros que referem taxas que ultrapassam os 90%. Ao longo do tempo, o interesse pelos procedimentos diminuiu devido à variação significativa das taxas de sobrevivência, às dificuldades técnicas e à introdução de implantes osseointegrados por Branemark e Zarb em 1982. Estes desenvolvimentos criaram novas opções de tratamento, ao mesmo tempo que lançaram dúvidas sobre a eficácia das técnicas de hemisecção e ressecção radicular.[36]

Uma conferência de consenso europeia referiu que entre 19% e 65% das pessoas têm mucosite peri-implantar ou peri-implantite. As preocupações crescentes sobre as dificuldades e a imprevisibilidade da gestão destas complicações biológicas, juntamente com a prevalência notória de perda óssea peri-implantar e doenças relacionadas, podem despertar o interesse em cirurgias periodontais mais convencionais, como a ressecção da raiz e a hemisecção.[36] A muitos níveis, é vantajoso manter o dente intacto através da hemisecção e remoção da raiz.

Os benefícios são:

1. As modificações morfológicas do local de extração produzem primeiro um rebordo mais curto e mais estreito. De acordo com certas evidências clínicas, dois terços da crista alveolar tendem a reabsorver e a afastar-se da margem vestibular inicial, quer para lingual quer para palatino. A impactação de alimentos é mais provável de ocorrer nos ossos linguais, o que torna mais difícil a manutenção da limpeza.
2. Os benefícios financeiros e psicológicos da terapia de hemisecção e da ressecção radicular podem ser mais apelativos do que a extração e a colocação de implantes.[36]

Instruções pós-operatórias

Seguem-se as instruções pós-operatórias após o procedimento de hemisecção:

> Em caso de desconforto e inchaço nos primeiros 2 dias, consulte o seu médico.

> Pode ocorrer uma ligeira hemorragia nos primeiros dois dias.

> Evitar mastigar com o dente até que todos os pontos sejam retirados.

> Prescrever elixir bucal para que a boca se mantenha limpa depois.

> Após uma ou duas semanas, retirar os pontos. Após mais alguns meses, o dente deve estar suficientemente cicatrizado para colocar uma coroa.

> Uma coroa que pode ser utilizada em ambas as metades, permitindo um acesso fácil para limpeza e deixando espaço entre as raízes. Com duas coroas diferentes, as duas porções dos dentes também podem ser reconstruídas como dentes independentes.

> As raízes individuais dos dentes podem ser utilizadas para suportar as pontes. Por exemplo, se dois dentes adjacentes forem hemiseccionados e as duas metades do meio removidas, será colocada uma ponte que suportará as duas metades restantes.

VANTAGENS E DESVANTAGENS

Seguem-se as vantagens do procedimento de hemisecção:

> Do ponto de vista periodontal, os dentes hemiseccionados são os pilares ideais para pontes de curto alcance com uma articulação óptima, pelo que faz sentido renunciar completamente às próteses parciais destacáveis e às coroas metálicas.

> Tem um bom potencial de sucesso a longo prazo e uma boa poupança absoluta de custos biológicos.[37]

Seguem-se as desvantagens do procedimento de hemisecção:

> É mais provável que a cárie ocorra em superfícies radiculares que tenham sido alteradas por trituração no local da hemisecção ou na furca.

> São necessários cuidados de restauração para a coroa e terapia endodôntica para qualquer raiz ou raízes remanescentes.[29]

COMPLICAÇÕES

> Infelizmente, uma restauração pode contribuir para a destruição periodontal, se houver margens defeituosas ou se as superfícies não oclusais não tiverem uma forma fisiológica. Além disso, uma área de contacto oclusal com uma forma inadequada pode converter forças aceitáveis em forças destrutivas e predispor o dente ao trauma de oclusão e à falha final da hemisecção.[29]

> A fratura da raiz é a principal causa de fracasso após a hemisecção, pelo que são necessárias modificações oclusais para equilibrar as forças oclusais na raiz remanescente.[24]

> De acordo com Bhandari SB et al[2] 2 foi registada uma maior taxa anual de perda relativa de CAL com molares mandibulares hemiseccionados com determinadas complicações.

> Um dente que tenha sido hemiseccionado será mais difícil de limpar. Também será mais fraco do que um dente normal. Se o dente tiver mais problemas, poderá ter de ser extraído.[22]

ESTUDOS RELACIONADOS COM A HEMISECÇÃO

Najeeb Saad et al. (2009) ilustraram um caso com um pilar terminal deteriorado que fazia parte de uma prótese fixa. Foi relatado que a hemisecção seguida de reabilitação protética produziu um resultado satisfatório. Descreveram a hemisecção como uma alternativa adequada à extração e à terapia com implantes e sugeriram que o procedimento deveria ser discutido com os pacientes durante a consideração das opções de tratamento.[24]

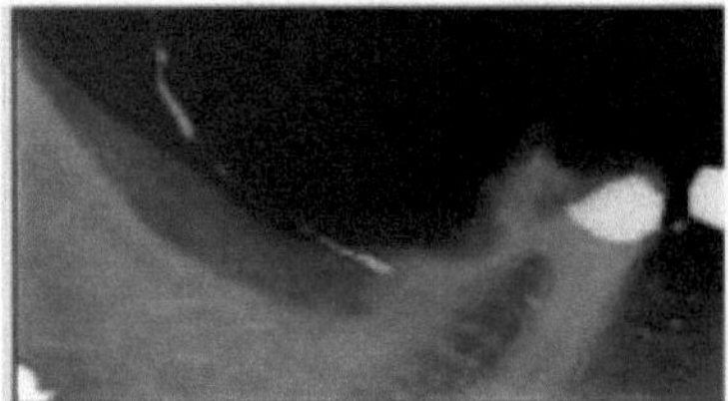
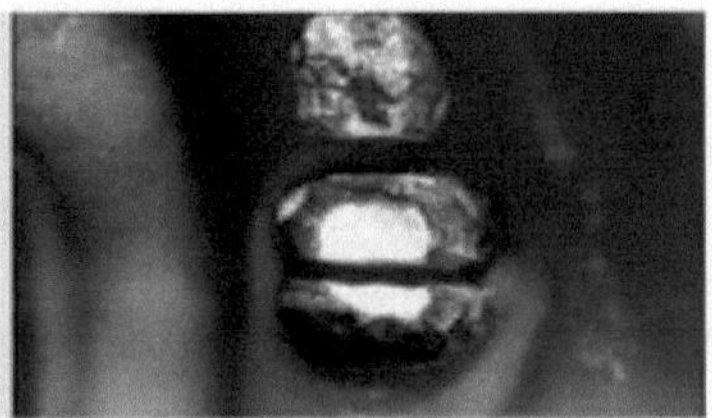

FIG15A: Radiografia mostrando a quase obliteração da raiz distal do dente 46 por cárie.
FIG15B: Dente seccionado após pulpectomia.

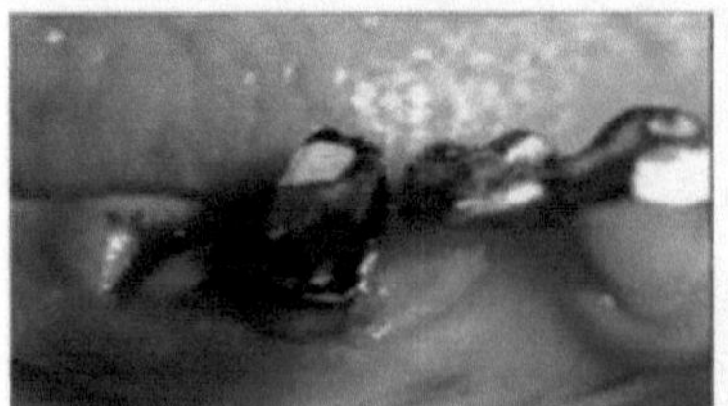
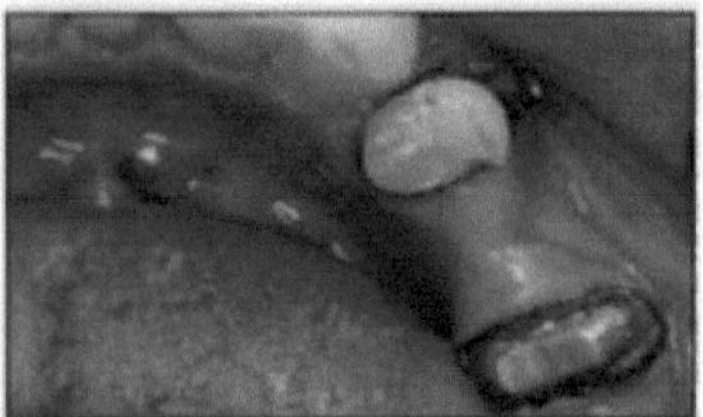

FIG15C: Após a extração, o aspeto distal da raiz mesial foi alisado e o tecido suturado.
FIG15D: Vista oclusal do pilar cimentado.

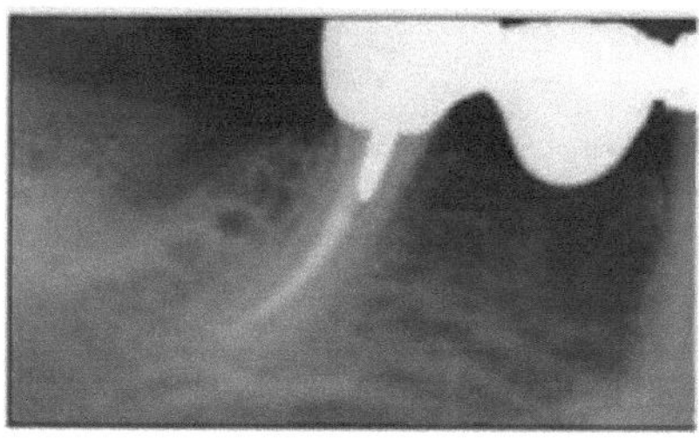

FIG15E: Radiografia final, confirmando o assentamento correto

Sameer Shah et al. (2012) descreveram no seu artigo um procedimento simples para a hemisecção de um molar mandibular através do método de corte vertical e a sua subsequente restauração. A hemisecção foi planeada no seu caso devido à presença de perda óssea grave em relação à raiz distal. No seguimento de 1 mês, observou-se a cicatrização dos tecidos e foi colocada uma ponte fixa envolvendo a metade mesial retida e o segundo molar inferior com pôntico sanitário. As radiografias periapicais intra-orais mostraram a raiz mesial bem retida e o alvéolo de extração da raiz distal. Concluindo este relato de caso, afirmaram que a hemisecção é uma modalidade de tratamento essencial que ajuda a aumentar o desejo de reter os dentes naturais. Se o defeito de furca mostrar avanço para grau II ou grau III, as possíveis estratégias terapêuticas devem incluir tratamento ressectivo. A taxa de sucesso do dente no qual a hemissecção foi realizada depende do osso de suporte, do plano de tratamento restaurador e da higiene oral do paciente, e sugeriram uma manutenção periodontal completa e uma restauração coronal adequada dos dentes ressecados pela raiz como pré-requisitos importantes para a sobrevivência a longo prazo.[29]

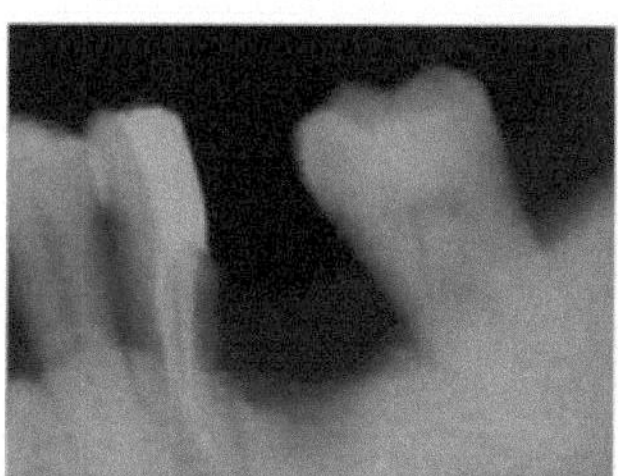

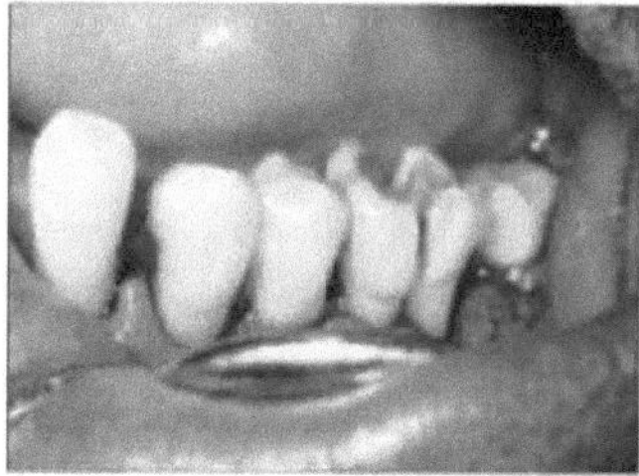

FIG:16A: Radiografia pré-operatória mostrando radiolucência difusa à volta da raiz mesial do 46

FIG16B: Um corte vertical efectuado em direção à área de bifurcação para hemisecção

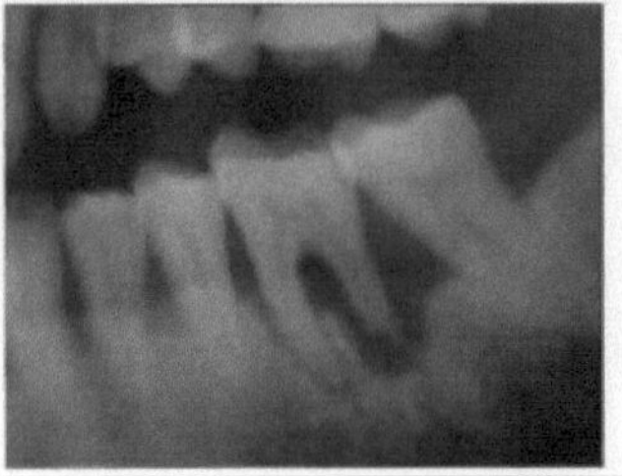

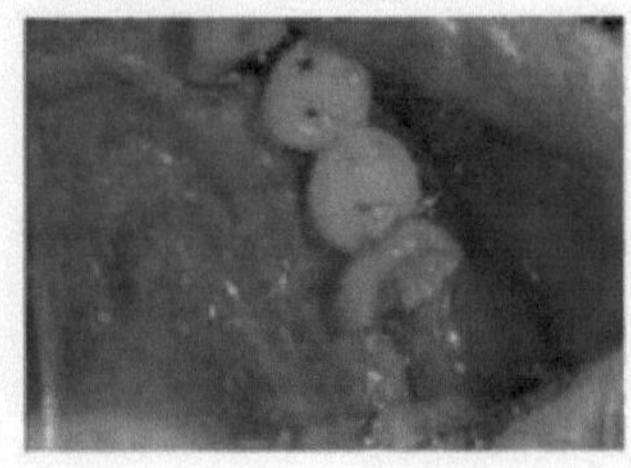

FIG16C: Radiografia pós-operatória mostrando a hemisecção 36
FIG16D: Cicatrização do local da cirurgia após 4 semanas

Parmar G e Vashi P (2022) também descreveram o procedimento de hemisecção e a restauração subsequente do primeiro molar inferior afetado. Após a fase de cicatrização dos tecidos, foram colocadas próteses fixas envolvendo a metade mesial retida e o segundo molar inferior com pôntico sanitário. Afirmou-se que o prognóstico da hemisecção é semelhante ao dos procedimentos endodônticos de rotina se a seleção do caso tiver sido correcta, se a endodontia tiver sido realizada adequadamente e se a restauração tiver um desenho aceitável relativamente às necessidades oclusais e periodontais do paciente. A amputação da raiz e a hemisecção devem ser consideradas como vantagens adicionais para o cirurgião-dentista, que está determinado a reter e não a remover os dentes naturais. Juntamente com os recentes aperfeiçoamentos em endodontia, periodontia e dentisteria de restauração, a hemisecção foi aceite como um tratamento dentário conservador e fiável e os dentes assim tratados suportaram as exigências da função.[38]

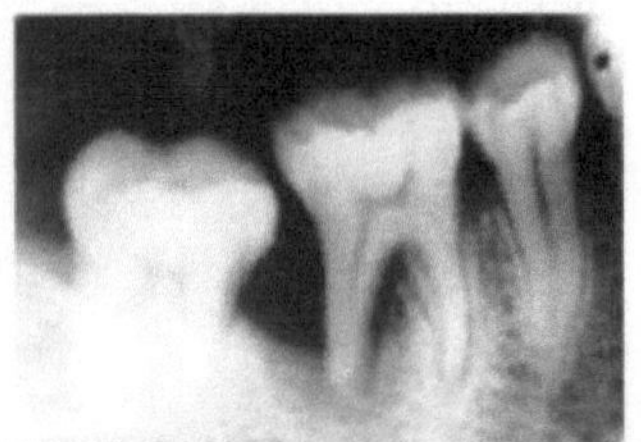

FIG17A: Radiograph showing vertical bone loss around distal root.

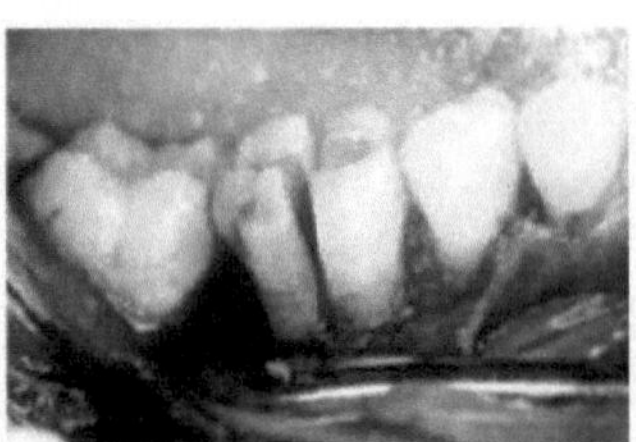

FIG17B: Vertical cut towards the bifurcation area.

FIG17A: Radiografia mostrando perda óssea vertical à volta da raiz distal.
FIG17B: Corte vertical na direção da zona de bifurcação.

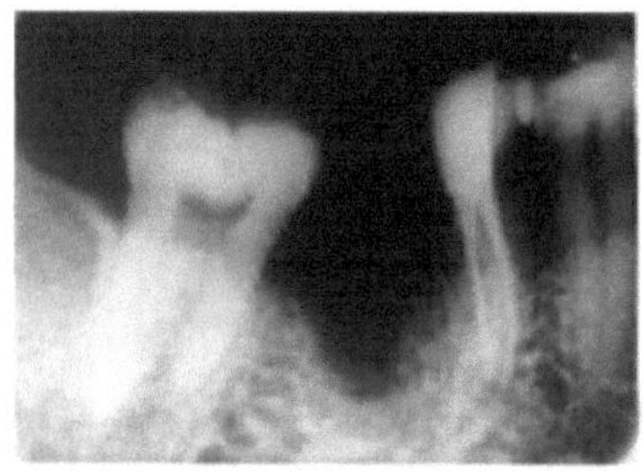

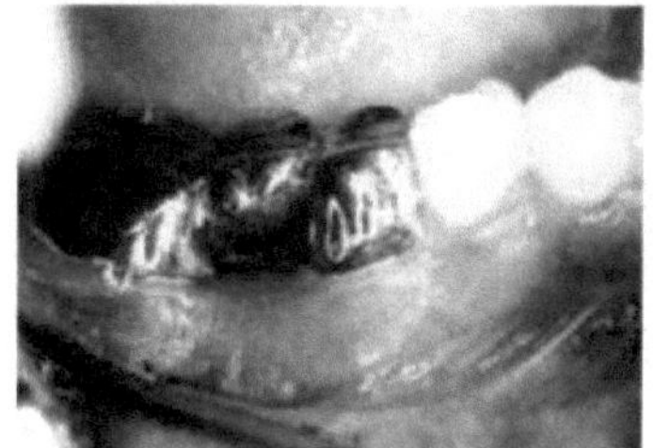

FIG17C: Radiografia mostrando a porção mesial retida

.

FIG17D: Restauração fundida de cobertura total De molar hemisectado

Seguem-se alguns estudos relacionados com a hemisecção[37]

Authors	Design	No. of teeth	Observation period	Definition of therapy	Hemisection	Root resection	Survival criteria	Failure criteria	Principal parameters evaluated	Principal findings	Survival rate	Failure rate
Nyman and Lindhe, 1979[a]	Retrospective	30	5-8 y	Hemisected: one-rooted	NA	NA	NA	NA	- Plaque index - Gingival index - Pocket depth - Attachment level - Alveolar bone height	- No fracture reported of hemisected teeth - Bone height was equally maintained at teeth treated with hemisection compared to molars used as abutments without furcation involvement when a regular recall program was in effect	100%*	0%*
Erpenstein, 1983[a]	Retrospective	34	1-7 y	Term of hemisectioning covers the resectioning of 1 root (or 2 in maxillary molars) with associated coronal tissue	0	34	NA	NA	- Radiographic examination - Periodontal pocket depth - Tooth mobility	- 7 failures: 3 extracted (2 apical periodontitis, 1 periodontal pocketing and excessive mobility) and 4 has apical periodontitis with no clinical symptoms - No difference in periodontal pocket depth and bone loss between the hemisectioned and nonhemisectioned surfaces	79.4%*	20.6%*
Carnevale et al., 1991[a]	Retrospective	[illegible]	3-11 y	Hemisection and/or root amputation	135	[illegible]	NA	The following events were considered treatment failures: 1. Loss of cementation of the prosthesis 2. Horizontal or vertical root fracture 3. Horizontal or vertical fracture of the abutment 4. Progressive mobility or fracture of the solder-joint of the prosthesis 5. Probing depth greater than 5 mm 6. Untreatable endodontic lesions 7. Carious lesions	- Probing depth - Furcation probing - Gingival index - Plaque index - Radiographs	- 28 failures including 15 extractions (4 endodontic, 9 carious, 3 probing depth > 5 mm, 1 abutment fracture, 1 root fracture) - Root separation and amputation failed mostly for reasons other than periodontal breakdown	94.3%*	5.7%
Zafiropoulos et al., 2009[a]	Retrospective	56	6 y	Hemisection	56	0	NA	NA	- Clinical attachment level - Bleeding on probing - Plaque level index	- Both root-resected mandibular molars and mandibular molar implants could be expected to have a complication-free survival of 6 y - Implants replacing periodontally involved mandibular molars had fewer complications than hemisected mandibular teeth - Root caries accounted for half on the nonsalvageable complications of hemisected molars	80%	20%*
Lee et al., 2012[a]	Retrospective	145	15 y	Hemisection, root amputation/resection	23	12[illegible]	NA	NA	- Plaque (presence or absence) - Bleeding on probing - Recession - Pocket depth - Probing attachment level - Radiograph	- 89 teeth lost (56 periodontal, 14 fracture, 3 caries, and 6 endodontic and root resorption)	40.3%*	59.7%

TAXA DE SOBREVIVÊNCIA DA HEMISECÇÃO

Se os cirurgiões dentários se dedicam a manter os dentes naturais em vez de os extrair, então a amputação da raiz e a hemisecção devem ser vistas como instrumentos extra na sua caixa de ferramentas. A hemisecção adquiriu popularidade como uma operação dentária conservadora e fiável devido a melhorias recentes na endodontia, periodontia e dentisteria de restauração. Os dentes que são submetidos a estes procedimentos mostram resiliência na satisfação das necessidades funcionais.[26]

Se os cirurgiões dentários se dedicam a manter os dentes naturais em vez de os extrair, então a amputação da raiz e a hemisecção devem ser vistas como instrumentos extra na sua caixa de ferramentas. A hemisecção adquiriu popularidade como uma operação dentária conservadora e fiável devido a melhorias recentes na endodontia, periodontia e dentisteria de restauração. Os dentes que são submetidos a estes procedimentos mostram resiliência na satisfação das necessidades funcionais.[20]

Assumindo que ambos os canais radiculares da raiz mesial são facilmente acessíveis, a raiz mesial dos molares inferiores é a melhor opção para retenção devido à sua maior área de superfície circunferencial.[36]

Enquanto algumas investigações concluíram que 30% dos molares removidos falharam no espaço de uma década, outras referiram que os molares com raiz removida tinham taxas de sobrevivência superiores a 90%.[39]

O sucesso a longo prazo dos dentes molares hemiseccionados depende de vários factores inter-relacionados. Entre eles estão:[40]

Factores locais:

- Condição periodontal do dente
- Anatomia da raiz
- Higiene oral adequada
- Rácio raiz-coroa
- Relação oclusal inter-arcos e intra-arcos, valor dentário estratégico para retenção ou remoção
- Tratamento endodôntico e restaurador e procedimentos cirúrgicos.

Factores do doente:

- Saúde do doente
- Importância do dente para o paciente
- Custos
- Fator tempo

Factores clínicos:

O sucesso depende significativamente da seleção adequada dos casos. Antes de proceder a qualquer procedimento de ressecção, é crucial ter em conta os seguintes factores:

- Se existir suporte ósseo suficiente à volta das restantes raízes, os dentes multirradiculares com perda óssea significativa à volta de uma raiz podem ser tratados através do tratamento de hemisecção.
- Ângulo e posição do dente dentro da arcada: Os dentes molares angulados por vestibular, lingual, mesial e distal não são candidatos a hemisecção.
- Distância intertadicular - A hemisecção de dentes com raízes separadas é mais fácil. A hemisecção não é preferida para dentes com raízes muito próximas ou fundidas.
- Comprimento e curvatura das raízes - As raízes longas e rectas são mais adequadas para a hemisecção do que as raízes curtas e cónicas.
- Não deve haver contra-indicações para o tratamento endodôntico e restaurador das restantes raízes ou raízes.

CONCLUSÃO

Se o envolvimento da furca tiver avançado para grau II ou grau III, as estratégias terapêuticas possíveis devem incluir tratamento ressectivo.

A ressecção e hemisecção radicular devem ser consideradas como uma opção de tratamento válida e previsível e uma alternativa à terapia com implantes, que deve ser seguida de uma reabilitação protética cuidadosa. Com os recentes aperfeiçoamentos em endodontia, periodontia e dentisteria restauradora, a separação e a ressecção radicular foram reconhecidas como opções de tratamento dentário conservadoras e fiáveis, de modo a que os dentes tratados resistam às suas exigências funcionais.

As disciplinas de endodontia e periodontia fundem-se quando molares com envolvimento de bifurcação ou trifurcação são submetidos a tratamento através de hemisecção e amputação radicular. As tentativas de preservar partes de dentes datam de há 100 anos ou mais. No entanto, foi o aumento da previsibilidade do sucesso da terapia endodôntica e a maior sofisticação do tratamento periodontal que nos proporcionaram os meios para salvar molares afectados por problemas de furca que, de outra forma, seriam perdidos.

Mesmo quando os modos menos invasivos de terapia falharam (destartarização, alisamento radicular, ajuste oclusal e cirurgia de retalho, talvez com recontorno ósseo e material de enxerto ósseo sintético ou natural, quando indicado), já não é necessário perder um molar com problemas completos de furca.

Quando a restauração dentária já foi concluída e a retenção de parte do dente prolonga a vida útil de uma coroa ou prótese parcial fixa, o paciente merece certamente a opção de hemisecção ou amputação da raiz em vez da extração.

O prognóstico para a hemisecção é o mesmo que para os procedimentos endodônticos de rotina, desde que a seleção do caso tenha sido correcta, a endodontia tenha sido realizada adequadamente e a restauração tenha um desenho aceitável em relação às necessidades oclusais e periodontais do paciente.

REFERÊNCIAS

1 SUBBA TA, ANEGUNDI RV, THOMAS B, VARMA SR, BHANDARY R, RAMESH A. Anatomia da Furca Revisitada: Uma Avaliação Radiográfica Bidimensional de Molares Mandibulares Saudáveis. Jornal de Pesquisa Clínica e Diagnóstica. 2022 Jan 1;16(1).

2 Page RC, Kornman KS. A patogénese da periodontite humana: Uma introdução. Periodontologia 2000. 1997;14(1):09-11.

3 Hou GL, Chen SF, Wu YM, Tsai CC. A topografia da entrada da furca em molares chineses: Dimensões da entrada da furca. Journal of Clinical Periodontology. 1994;21(7):451-56.

4 Saraf AA. Hemisecção. Revista Mundial de Odontologia. 2015 Mar 1;4:180-7.

5. Roussa E. Características anatómicas da furca e das superfícies radiculares dos dentes molares e o seu significado no tratamento clínico da periodontite marginal. Clinical Anatomy: The Official Journal of the American Association of Clinical Anatomists and the British Association of Clinical Anatomists. 1998;11(3):177-86.

6. Cattabriga M, Pedrazzoli VI, Wilson Jr TG. A abordagem conservadora no tratamento de lesões de furca. Periodontologia 2000. 2000 Feb 1;22(1):133-53.

7. Becker W, Berg MRL, Becker BE. Doença periodontal não tratada: um estudo longitudinal. J Periodontol 1979: 50: 234- 244.

8. Goldman MJ, Ross IF, Goteiner D. Efeito da terapia periodontal em pacientes mantidos por 15 anos ou mais. Um estudo retrospetivo. J Periodontol 1986: 57: 347-353.

9. Hirschfeld L, Wasserman B. Um estudo a longo prazo da perda de dentes em 600 pacientes periodontais tratados. J Periodontol 1978: 49: 225-237.

10. Page RC, SchroederHE. Patogénese da doença periodontal inflamatória crónica: um resumo do trabalho atual. Lab Invest. 1976 Mar;34(3):235-49.

11. Offenbacher S. Doenças periodontais: patogénese. Ann Periodontol. 1996 Nov; 1(1) :821-78.

12. Yordanova I, Georgieva I. Classificação do envolvimento da furca - uma literatura. Revista Internacional de Ciência e Investigação (IJSR) 2020, Volume 9 Edição 2.

13. Rosenberg MM. Envolvimento da furca: Inter-relações entre periodontia, endodontia e restauração. In: Rosenberg, M.M., Kay, H.B., Keough, B.E.& Holt, RL., eds. Periodontal and Prosthetic Management for Advanced Cases. Chicago: Quintessence, 1988, 249-251.

14. Nibali L, editor. Diagnóstico e tratamento de dentes com furca.

15. Kalkwarf K, Kaldahl W, Patil K, et al. Avaliação da resposta da região de furca à terapia periodontal. J Periodontol 1988; 59:794-804.

16. Gid A, Thakur R, Munde A, Deshmukh S, Charde P. Dr. Aniket Gid. Jornal de Ciências Dentárias Interdisciplinares. 2020 Jan;9(1):13-20.

17. Parihar AS, Katoch V. Envolvimento da furca e seu tratamento: uma revisão. Jornal de Investigação Avançada em Ciências Médicas e Dentárias. 2015;3(1):81.

18. Gupta P, Mittal S, Pall S, Deswal H. Uma oportunidade potencial para o tratamento de dentes sem esperança com hemisecção e fibrina rica em plaquetas como ferramenta regenerativa: Um Relato de Caso. IP Int. J. Periodontol. Implantol. 2017; 2:95-7.
19. Shillingburg HT, Hobo S, Whitsett LD, Jacobi R, Brackett SE. Preparação para dentes periodontalmente enfraquecidos. In: Fundamentos da prostodontia fixa. 3a ed. Chicago: Quintessence; 1997. p. 211-223.
20. Chopra P, Gupta A, Tiwari R. Salvando um dente sem esperança através de uma abordagem interdisciplinar. Jornal de Pesquisa Orofacial. 2015:155-9.
21. Malhotra G, Kataria P, Shukla P, Gupta S, Sargaiyan V, Mahendra A, Subudhi SK. Uma nova abordagem para o retratamento de dentes multirradiculares por radisecção parcial. Anais de Medicina Africana. 2015 Jan 1;14(1):69.
22. Bhandari SB, Bahuguana N, Mahajan P, Monga P, Singh J. Hemisecção: A CaseReport and Review. Jornal Dental de Estudos Avançados. 2013 Apr;1(01):061-3.
23. Abu-hussein m, watted n, abdulgani a. Hemisecção: uma abordagem conservadora para molares mandibulares com furca. Restauração.;6:8.
24. Saad MN, Moreno J, Crawford C. Hemisecção como tratamento alternativo para pilar terminal multirradicular cariado: relato de um caso. Jornal da Associação Dentária Canadiana. 2009 Jun 1;75(5).
25. Joshipura V. Hemisecção - uma opção de tratamento relevante, prática e bem sucedida. J Int Oral Health. 2011 Dec 1;3(6):43-8.
26. Jain A, Bahuguna R, Agarwal V. Hemisecção como um tratamento alternativo para dentes multirradiculares reabsorvidos - um relato de caso. Asian J Oral Health Allied Sci. 2011 Jan; 1:45.
27. Verde PT. Hemisecção e amputação de raízes. Journal of the American Dental Association (1939). 1986 Abr 1;112(4):511-8.
28. Arora A, Arya A, Singhal RK, Khatana R (2017) Hemisecção: Uma abordagem conservadora. Indian J Dent Sci 9: 206-209.
29. Shah S, Modi B, Desai K, Duseja S. Hemisecção - uma abordagem conservadora para um dente periodontalmente comprometido: Um relato de caso. Jornal de Pesquisa Oral Avançada. 2012 maio;3(2):21-5.
30. Marin G, Carnevale G, Di Febo G, Fuzzi M. Restauração de dentes tratados endodonticamente com lesões inter-radiculares antes da remoção da raiz e/ou separação da raiz. Int J Periodontics Restorative Dent 1989; 9:43.
31. Allen EP, Bayne SC, Donnovan TE, Hansson TL, Klooster J, Kois JC. Revisão anual da literatura dentária selecionada. J Prosthet Dent 1996; 76:56-93.
32. Sorensen JA, Martinoff JT. Reforço intracoronal e cobertura coronal: um estudo de dentes tratados endodonticamente. J Prosthet Dent 1984; 51:780- 784.
33. Newell DH. O diagnóstico e tratamento de invasões de furca de molares. Dental Clinics of North America 1998; 42:301-337.
34. Schmitt SM, Brown FH. Tratamento de dentes molares superiores amputados de raiz: considerações periodontais e protéticas. J Prosthet Dent 1989; 61:648- 652.

35. Di Febo G, Carnevale G, Sterrantino SF. Tratamento de um caso de peridontite avançada: procedimentos clínicos utilizando a técnica de "preparação combinada". Int J Periodontics Restorative Dent 1985; 1:52-63.
36. Ross IF, Thompson Jr RH. Um estudo a longo prazo da retenção de raízes no tratamento de molares superiores com envolvimento de furca. Jornal de periodontologia. 1978 maio 1;49(5):238-44.
37. Mokbel N, Kassir AR, Naaman N, Megarbane JM. Resecção e Hemisecção da Raiz Revisitada. Parte I: Uma revisão sistemática. Revista Internacional de Periodontia e Odontologia Restauradora. 2019 Jan 1;39(1).
38. Quader SA, Alam MS, Khan MO, Moral AA. Hemisecção de um molar mandibular. Atualização do Jornal da Faculdade de Medicina Dentária. 2011;1(1):18-22.
39. Tavsan O, Ozturk H, Simsek N. Hemisecção: Uma abordagem endodôntica moderna como tratamento alternativo para a extração de dentes molares - série de casos.

PARTE II

RESSECÇÃO DAS RAÍZES

INTRODUÇÃO

Na ressecção radicular, uma ou mais raízes dentárias são removidas ao nível da furca, deixando a coroa e as outras raízes intactas e funcionais.[1] Outros termos para ressecção radicular incluem apicoectomia, radiectomia e amputação radicular. Um curso de tratamento para molares com envolvimento de furca é a excisão da raiz. Durante muito tempo, os dentes multirradiculares foram tratados com técnicas de excisão radicular numa variedade de contextos clínicos.[2,3,4] Eastman e Backmeyer afirmam que este método pode ser utilizado para indicações endodônticas, protéticas e periodontais, sendo que estas últimas representam 87% das indicações.[5]

O envolvimento de furca é três vezes mais provável em molares superiores do que em molares inferiores, de acordo com os relatos. Além disso, nos molares superiores, o envolvimento da furca distal ocorre com mais frequência do que o envolvimento da furca mesial.[6] Isso poderia explicar o grande número de ressecções radiculares em molares superiores (45,5%) que incluem a raiz disto-bucal.[5]

De acordo com uma publicação posterior de Amen[7] , a amputação e a hemisecção radiculares são particularmente úteis em áreas isoladas de fracturas extensas, onde é improvável uma nova fixação adequada e os procedimentos de restauração necessários para remover o defeito colocariam em risco o suporte periodontal dos dentes vizinhos. Quando uma ou mais raízes ainda são periodontalmente recuperáveis, a doença de furca avançada que não é suscetível de tentativas de reinserção pode ser tratada por hemisecção, bissecção ou amputação da raiz.

Ressecção das raízes Quando os dentes multirradiculares são ressecados, acessórios como retentores de grampos dentários, coroas cónicas, pilares de pontes e "batentes biológicos" podem ser mantidos por baixo de selas de extremidade livre de próteses parciais removíveis. Vários autores atestaram os resultados positivos das ressecções radiculares.[10,11,12] Os resultados destas investigações são limitados porque alguns deles registam casos em diferentes períodos pós-operatórios. Se todos os pacientes fossem examinados e comparados após períodos pós-operatórios comparáveis, poder-se-iam obter resultados mais fiáveis. Os acompanhamentos alargados oferecem dados mais pertinentes para apoiar a avaliação de várias abordagens de tratamento. Sob selas de extremidade livre de prótese parcial removível de dentes multirradiculares permite a manutenção de pilares de ponte, retentores de grampo, coroas cónicas e outros acessórios, e "paragens biológicas". Vários autores registaram resultados positivos com o uso de raízes.[13]

Para o tratamento de dentes com furca, existem técnicas de ressecção radicular. Os seus objectivos são a remoção do nicho retentor de placa e a criação de uma morfologia dentária que encoraje um controlo adequado da placa auto-realizado.[14] O método tem sido descrito em vários artigos, juntamente com uma lista de contra-indicações e indicações.[15,16] As operações de reintegração podem ser divididas em duas categorias: separação e ressecção radicular (RSR), que também inclui a remoção de uma raiz com ou sem a parte da coroa que a acompanha, e separação radicular (RS), que envolve a secção do complexo radicular e a manutenção de todas as raízes.[17] Um paciente altamente motivado, cuidados endodônticos e restauradores atentos e uma terapia periodontal cautelosa são todos necessários para a eficácia a longo prazo das operações de ressecção radicular.[18] Dada a popularidade da terapia com implantes, é necessária uma discussão mais aprofundada sobre o valor terapêutico da terapia de ressecção radicular.

Quando um dente tem um significado estratégico muito elevado ou quando existem problemas específicos que outras abordagens terapêuticas não conseguem resolver, Minsk e Polson[19] propuseram que a excisão radicular pode ser uma cirurgia benéfica. Os dentes próximos de marcos anatómicos, como o canal alveolar inferior e o seio maxilar, podem ser tratados com segurança através da terapia de excisão radicular. Além disso, o movimento ortodôntico pode ser utilizado para melhorar o osso alveolar com molares removidos.[20]

Foram identificadas variáveis importantes que afectam o resultado da terapia de ressecção radicular. A quantidade de tecido de suporte à volta das raízes, a morfologia da raiz e do canal radicular em relação à terapia endodôntica, a saúde da região periapical e a mobilidade de cada raiz dividida devem ser consideradas ao escolher qual a raiz a manter.[11]

Devido ao risco de doença periodontal recorrente, os molares com pouco osso de suporte ou com crateras ósseas profundas na área de furca não são os melhores candidatos para a terapia de excisão radicular. Por outro lado, pouca investigação tem sido feita sobre as variáveis que realmente afectam a taxa de sobrevivência dos molares que foram removidos.[21]

HISTÓRIA

Em 1884, John Farrar9 enfatizou que a cirurgia radicular, por ser uma ação decisiva que elimina a causa da raiz e promete uma cura duradoura, pode ser, em última análise, a abordagem mais eficaz e humana. Desde então, as modernas técnicas cirúrgicas endodônticas tornaram-se considerações importantes no tratamento das raízes dentárias e das condições periapicais relacionadas.

Apesar da evolução prolongada e atribulada destes procedimentos, os conceitos contemporâneos de cirurgia endodôntica são muito influenciados pelos desenvolvimentos que se desenrolaram globalmente nos últimos 130 anos neste domínio de tratamento. Curiosamente, métodos semelhantes foram descritos por G.V. Black no século XIX e por Sharp em 1920.

INDICAÇÕES E CONTRA-INDICAÇÕES

Basaraba17 definiu as indicações de ressecção radicular da seguinte forma:

1)Um dente que desempenha um papel fundamental na estratégia de tratamento, como o pilar de uma prótese fixa ou removível.

2) Um dente que é funcionalmente necessário e tem fixação suficiente. Apenas os defeitos ósseos de três paredes em dentes com perda óssea extensa podem ser reparados com a excisão da raiz.
3) É difícil prever o curso do tratamento, ou não existe uma opção barata.
4) Os pacientes que praticam uma boa higiene dentária e têm uma baixa atividade de cárie podem beneficiar da excisão radicular, segundo Choi JI.[22]

Seguem-se as contra-indicações para o procedimento de ressecção radicular:

1. Rácio coroa/raiz desfavorável
2. Diminuição do suporte ósseo
3. Raízes fundidas
4. Furca posicionada apicalmente
5. Estrutura dentária insuficiente para a preparação
6. Forma de raiz deficiente da raiz remanescente
7. Má higiene oral

PROTOCOLO DE TRATAMENTO PARA O PROCEDIMENTO DE RESSECÇÃO RADICULAR:

Protocolo de tratamento endodôntico, cirúrgico e restaurador

A fase endodôntica deve ser sempre concluída antes da fase cirúrgica. As técnicas convencionais de instrumentação manual foram utilizadas para preparar os canais radiculares de 1983 a 1996. Mais tarde, os procedimentos automatizados de preparação dos canais radiculares com grande ampliação substituíram as abordagens manuais. A minimização da abertura de acesso e a preparação cuidadosa do canal radicular ajudaram a manter o máximo possível do tecido duro natural do dente. De seguida, foi utilizada a compactação lateral a frio de guta-percha misturada com selante para preencher os canais radiculares. Os dentes foram restaurados com materiais de preenchimento de núcleo adesivos ou não adesivos, com a incorporação de um pilar, se necessário, para assegurar o suporte interno e a retenção da reconstrução protética.

Apenas em alguns casos (como recessão gengival severa ou furca classe III com entrada de furca supra-gengival) a elevação do retalho foi completamente evitada durante a Separação e Ressecção da Raiz (RSR). Noutros casos, pelo contrário, procedeu-se à elevação do retalho mucoperiosteal, normalmente com recurso a uma broca de alta velocidade para cortar a raiz e evitar que fragmentos metálicos e partículas dentárias ficassem embebidos nos tecidos moles. Após a remoção da parte ressecada do dente, as superfícies radiculares remanescentes foram completamente desbridadas, e a estrutura dentária remanescente foi adequadamente contornada para diminuir a retenção de placa e remover quaisquer rebaixos remanescentes. Se fossem necessárias mais osteotomias ou operações de osteoplastia, estas eram efectuadas. Foram seguidos os procedimentos cirúrgicos periodontais padrão, com suturas e regimes pós-cirúrgicos personalizados para as necessidades de cada paciente.

A implantação de restaurações provisórias pré-fabricadas e a preparação protética inicial dos restantes dentes e raízes foram componentes adicionais do processo cirúrgico. A preparação e reconstrução final do dente - quer como coroa única, pilar de ponte ou pilar de coroa dupla para próteses removíveis - foram concluídas após a fase de cicatrização. A oclusão do dente foi cuidadosamente examinada e modificada para evitar a aplicação de demasiado stress.[14]

Avaliação do estado endodôntico/periapical

As radiografias (periapicais e/ou panorâmicas) devem ser efectuadas por rotina nos seguintes intervalos:

1. antes da terapia de ressecção,
2 Após a ressecção da raiz,
3 Após a conclusão da reabilitação protética,
4 No último check-up dentário.

O estado periapical deve ser avaliado na última radiografia disponível por um endodontista calibrado (TP) com o Índice Periapical (PAI):

(1) Estrutura periapical normal
(2) Pequenas alterações na estrutura óssea
(3) Alterações na estrutura óssea com alguma perda mineral
(4) Periodontite com uma área radiolúcida bem definida
(5) Periodontite grave com características de exacerbação.[23,24]

Avaliação da situação periodontal na última consulta dentária

Durante o exame final, a condição periodontal dos molares restantes (HD) deve ser avaliada. A profundidade da bolsa de sondagem (PPD) é medida nas faces mesial, distal, vestibular e lingual/oral do dente, utilizando uma sonda calibrada (PCPUNC 15). A mobilidade do dente é classificada da seguinte forma:

(1) Sem mobilidade aparente
(2) Mobilidade simplesmente palpável
(3) Mobilidade visível
(4) Mobilidade por pressão dos lábios ou da língua e/ou na direção axial.[25]

Avaliação dos factores que afectam as taxas de sobrevivência[20]

Os factores que poderiam ter afetado a taxa de sobrevivência foram categorizados em quatro grupos: factores relacionados com a ressecção, com o doente e com o dente e com o local.

RELACIONADO COM A RESSECÇÃO FACTORES	Género
Motivo da ressecção (periodontal ou não periodontal)	Idade
Motivo da ressecção versus motivo do insucesso	Fumar
	Dentição remanescente
	SPT

ACTORES RELACIONADOS COM OS DENTES	FACTORES RELACIONADOS COM O LOCAL

Dente ressecado	Suporte ósseo (>1/2versus)
Raízes ressecadas	Envolvimento da furca
Dentição oposta	Tratamento endodôntico pré-operatório
Prótese pós-operatória	Lesão periapical pré-operatória
	Cáries dentárias pré-operatórias

TERAPIA PRÉ E PÓS-RESECTIVA

PRÉ-REQUISITOS CLÍNICOS

A. Registos clínicos da terapia pré-ressectiva[26]

-Mobilidade dentária antes do tratamento

-As radiografias periapicais pré-tratamento são utilizadas para avaliar o seguinte aspectos:

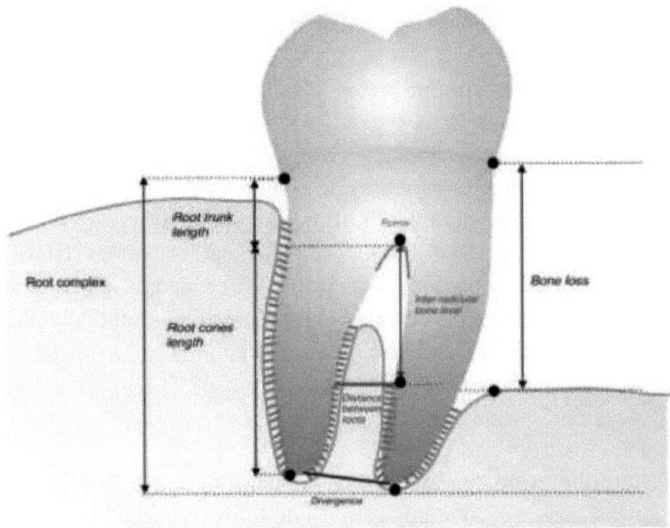

FIGI: Anatomia da zona de furcação

Comprimento do tronco radicular: Distância relativa da furca radiográfica à junção cemento-esmalte (CEJ).

Ângulo de divergência da raiz: Foi avaliado o ângulo formado pelas intercepções coronais dos eixos longos da raiz ressecada e da(s) raiz(es) remanescente(s). Um ângulo maior ou igual a 15 graus é classificado como "divergente". Para os molares superiores, as medições foram possíveis apenas entre as raízes mesio-bucais e disto-bucais.

Nível ósseo remanescente: Subdivisão em 75%, 50-74% e <50% apresentada como uma média entre o aspeto mesial e distal da raiz remanescente. Quando mais do que uma raiz ficou retida, foi calculada a média dos níveis ósseos radiográficos nas faces mesial e distal de ambas ou de todas as raízes.

Relação coroa/raiz: As medições do comprimento do tronco radicular, do nível ósseo remanescente e da relação coroa-raiz são obtidas após a identificação radiográfica da ponta da cúspide defeituosa, da junção cemento-esmalte (CEJ) e do ápice radicular apropriado. Utilizando uma régua Schei, estas medições são efectuadas. Nos casos de restaurações extracoronárias, a margem da coroa é utilizada como referência em vez da JCE. Se existir uma restauração direta extensa com margens proximais para além da JCE, a margem gengival da restauração será utilizada como ponto de referência.

Qualidade do tratamento endodôntico: Intra-radicularmente - dicotomizada em "boa" ou "não boa", de acordo com o Relatório de Consenso da Sociedade Europeia de Endodontia (2006), com base na qualidade da obturação radicular e/ou sobrepreparação.

Tamanho da lesão apical radiográfica pré-tratamento: Categorizada arbitrariamente de acordo com o diâmetro radiográfico mais largo do tamanho da lesão: 2,0 mm; 2,1- 4,0 mm; 4,1 mm.

Medições de tomografia computorizada de feixe cónico:

As medições de CBCT implicam a avaliação dos defeitos de furca verticais e horizontais mais profundos (largura e profundidade) em cada entrada de furca. A entrada da furca é o ponto de partida anatómico para estas medições. A análise das medições de CBCT ocorre em secções axiais, sagitais e coronais, optimizando a visibilidade e a facilidade de medição do defeito. É essencial alinhar as secções transversais de diferentes planos utilizando a entrada da furca como ponto de referência anatómico. Ao deslocar-se para a frente e para trás em vários planos, a extensão vertical e horizontal mais profunda da perda óssea pode ser identificada e medida. Estas medições são subsequentemente registadas e comparadas com as medições intra-cirúrgicas.[27]

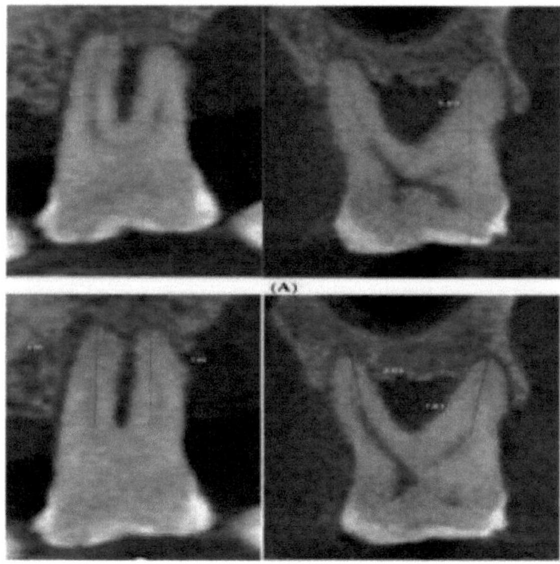

(B)

FIG2: Medição da área de furca por TCFC

B. Registos clínicos pós-terapêuticos

Qualidade da ressecção radicular: Quaisquer saliências radiográficas, lábios de furca, fragmentos de raiz residuais ou concavidades resultantes do procedimento de ressecção são considerados tratamento de ressecção inadequado.[28]

Cárie: Qualquer sinal de cárie clínica (registada no registo) e/ou radiográfica encontrada em qualquer superfície radicular.

Estado da restauração após terapia ressectiva: Restaurações directas simples (tais como amálgama colada ou compósito posterior), ou restaurações de cobertura coronal, pilares de pontes, ou esplintagem para dente/dentes vizinhos são opções de tratamento viáveis.

Presença de pilar e núcleo: Sim, quer sejam pré-fabricados ou fundidos; caso contrário, não Componentes oclusais. As unidades antagónicas estão divididas em três grupos:

(i) Unidades fixas, que são unidades de coroa ou ponte suportadas por dentes, implantes ou ambos

(ii) Unidades de prótese removíveis

(iii) Não há antagonista.

Número de pares oclusais para o dente ressecado: Os antagonistas de tamanho pré-molar são considerados como um par de unidade única, enquanto as oclusões de tamanho molar são classificadas como uma unidade dupla.[29]

PROCEDIMENTO CIRÚRGICO

A técnica de amputação radicular varia de acordo com as necessidades do paciente. Como a cicatrização após este procedimento parece ser melhor quando a necessidade surge de outras causas que não a perda óssea da furca de origem periodontal (por exemplo, fratura radicular, perfuração radicular, tratamento endodôntico incompleto numa raiz, perda óssea vertical sobre uma raiz, cárie na furca e reabsorção radicular interna ou externa de uma raiz), a remoção de toda a raiz pode ser desnecessária nestes casos. A remoção parcial da raiz, mais parecida com uma apicoectomia avançada do que com a remoção total da raiz, pode ser suficiente, e o tratamento da furca nesses casos é mínimo. Quando o envolvimento da furca é de origem periodontal, no entanto, a remoção total da raiz é necessária, seguida de uma remodelação cuidadosa das raízes restantes e da área da furca, possivelmente com recontorno ósseo.

Uma vez anestesiada a área, pode ser utilizado um explorador para sondar o tecido e encontrar a furca; por vezes, pode ser passado um fio através da furca para facilitar a visualização do local onde o corte tem de ser efectuado. (FIG3a)[30]

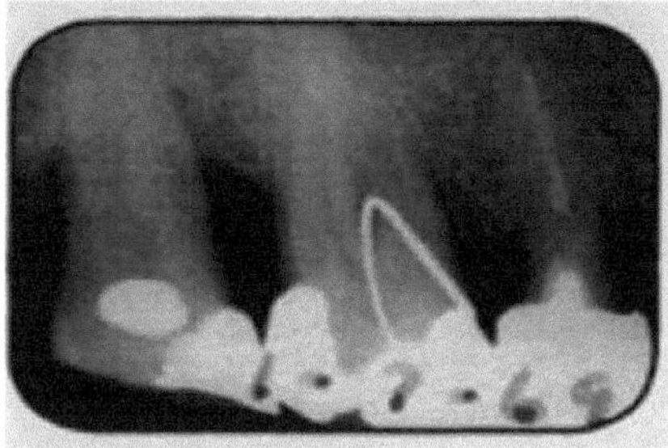

FIG3A: Radiografia mostra
fio metálico
passado através da furca

Uma broca redonda estacionária n.º 2 numa peça de mão com turbina de ar pode ser inserida na furca para examinar a área.

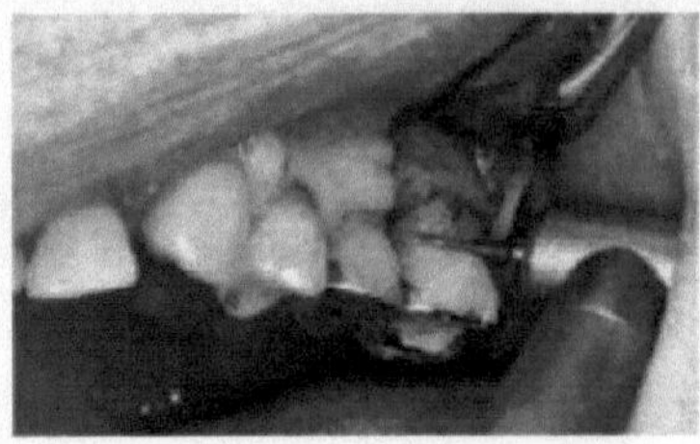

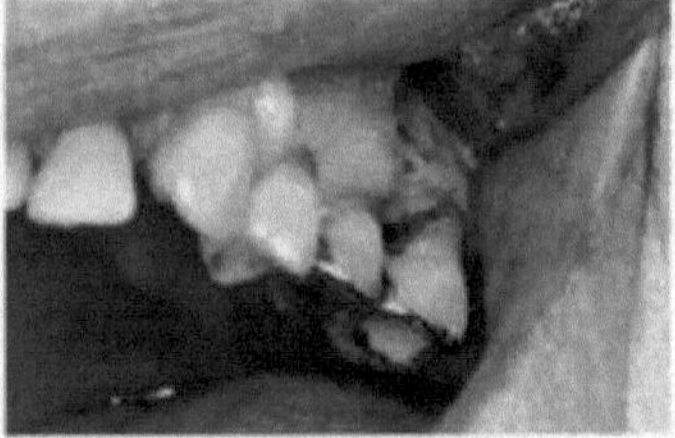

FIG3B: Retalho refletido e broca redonda estacionária nº 2 colocada na área da furca
FIG3C: A cutis é efectuada até à separação da raiz mesiobucal

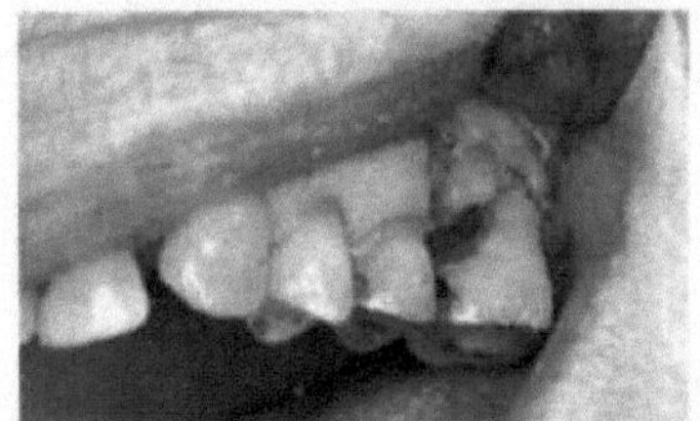

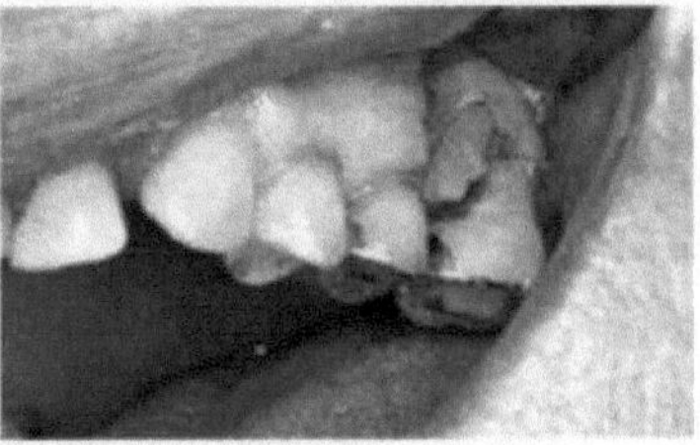

FIG3D: O corte adicional é efectuado à custa da raiz a ser removida

FIG3E: A raiz mesiovestibular é levada para baixo, para o espaço

Podem também ser utilizadas brocas para fissuras ou pedras de diamante. A broca é passada com um movimento de retirada, a partir da furca e em direção à coroa, primeiro para vestibular e depois para lingual, enquanto a área é constantemente irrigada com água esterilizada. É importante fazer o corte à custa da raiz que está a ser removida e não cortar as raízes que estão a ser retidas.

Nos molares superiores, cortar primeiro uma porção da coroa permite ao operador ver a área mais claramente. Normalmente, é necessário um retalho para ter acesso à furca envolvida, mas os cortes iniciais e a trituração devem ser efectuados antes de o retalho ser levantado, especialmente quando é necessário cortar restaurações, para que as partículas de metal ou porcelana não sejam impelidas para os tecidos e o alvéolo pela peça de mão da turbina de ar. Ocasionalmente, são necessários retalhos bucolinguais ou palatinos. Um corte em cunha nas raízes vitais proporcionará um campo mais claro para o capeamento pulpar.

Depois de a raiz ser seccionada e removida, o tecido de granulação pode ser curetado das áreas do alvéolo e da furca, mas deve ser deixado o máximo de osso possível para formar uma matriz para a cicatrização.

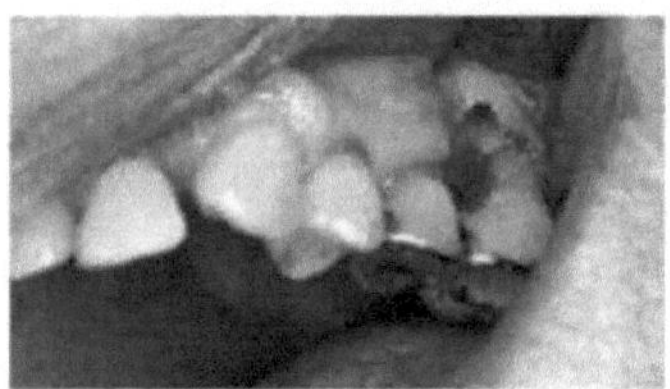

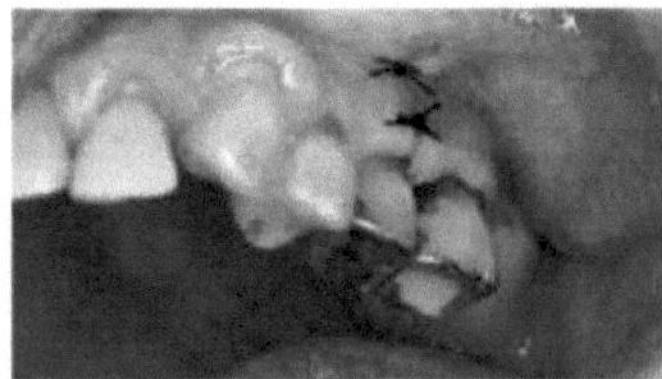

FIG3F: A raiz foi extraída sem remover qualquer outro osso sobrejacente para além do necessário

FIG3G: Sutura efectuada

A dentina saliente é removida e as restantes raízes são contornadas com pedras de diamante ou brocas redondas grandes. Podem ser utilizadas curetas e raspadores periodontais para remover depósitos de cálculo e aplanar as restantes superfícies radiculares. Se a restauração existente for mantida, deve ser efectuado o alisamento final e a modelação das raízes restantes e da área da furca. Uma nova restauração pode ser colocada quando a área estiver cicatrizada.

Ilustração esquemática do procedimento de ressecção da raiz:

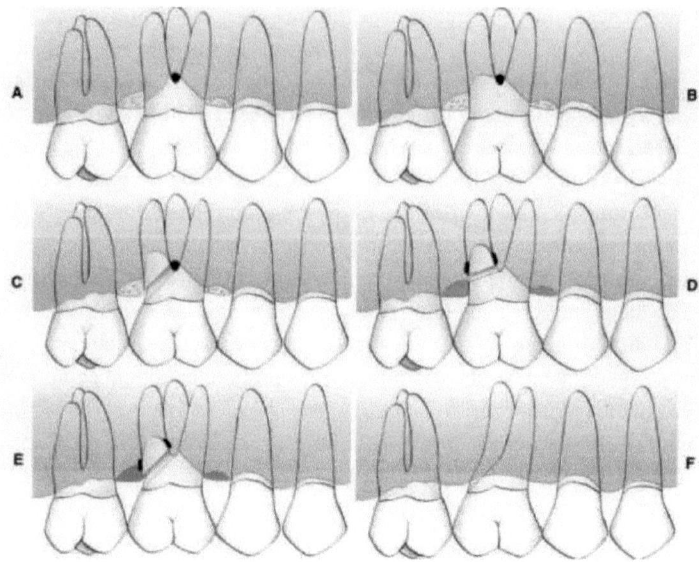

FIG4: Diagramas da ressecção da raiz distobucal do primeiro molar superior. **A-** Contornos ósseos pré-operatórios com furca vestibular de grau II e uma cratera entre o primeiro e o segundo molar. **B-Remoção** de osso do lado facial da raiz distobucal e exposição da furca para instrumentação. **C-** Secção oblíqua que separa a raiz distal das raízes mesial e palatina do molar. **D-Secção mais** horizontal que pode ser usada numa amputação de raiz vital porque expõe menos a polpa do dente. **E - Áreas** de aplicação dos instrumentos para elevar a raiz seccionada. F-Contornos **finais** da ressecção. (Carranza 10th Edition)

VANTAGENS E DESVANTAGENS

Seguem-se as vantagens da ressecção radicular:

1. Resultados mais previsíveis na redução das bolsas e da inflamação.
2. Reduz a possibilidade de futura perda de suporte ósseo e, consequentemente, de perda de dentes.
3. Ajuda a facilitar a manutenção de uma higiene oral correcta.
4. Melhora a investigação das áreas com inflamação e bolsa e ajuda na erradicação do tecido doente.
5. A amputação da raiz pode ser uma modalidade de tratamento valiosa para a preservação de dentes com elevado valor estratégico, ou quando factores anatómicos impedem a colocação de implantes.[31]

Seguem-se as desvantagens da ressecção da raiz:

1. Este procedimento é sensível à técnica, o que exige uma grande experiência e competência cirúrgica.
2. O custo da terapia endodôntica, periodôntica e protética, em comparação com a extração e o implante, é elevado.

3. Existe o risco de o procedimento acabar por falhar e resultar em extração.[32]
4. A amputação da raiz pode aumentar a mobilidade do dente, o que pode levar a uma maior perda de ligação

ESTUDOS RELACIONADOS COM A RESSECÇÃO DE RAÍZES

Alguns estudos relacionados com o procedimento de ressecção radicular são apresentados em alguma literatura:[31]

Authors	Design	No. of teeth	Observation period	Definition of therapy	Hemi-section	Root resection	Survival criteria	Failure criteria	Principal parameters evaluated	Principal findings	Survival rate	Failure rate
Sternlicht, 1963	Case series	13	6 mo–2 y	Root amputation = removal of the root. The crown of the tooth is not divided or interfered with directly. Minor reshaping of the crown may be done.	0	13	NA	NA	Pain and sensitivity of the teeth (not treated endodontically)	- 4 were extracted because of pulpitis and the patient's request - 3 teeth retained vitality	69.2%*	30.8%*
Bergenholtz, 1972	Retrospective	45	1–10 y	Radectomy - Amputation at the cementoenamel junction with preservation of the crown, or - Division of the crown to the bifurcation or trifurcation and subsequent removal of the root and part of the crown.	0	45	NA	NA	- Radiographic examination - Ocular inspection of the gingiva - Oral hygiene - Mobility (when possible) - Depth of pockets - Position of bone edge	- 3 extracted (2 marginal-apical communication, 1 perforation of mesiobuccal root canal) - When mobility could be measured, it had decreased or remained unchanged since the radectomy.	93.3%*	6.7%*
Klavan, 1975	Case series	34	1–7 y	The technique most commonly used was that described by Basaraba. Root amputation refers to removal of the root apical to the furcation without removal of the crown portion of the root.	0	34	NA	NA	- Mobility - Pocket depth	- 1 extracted; lateral abscess and involvement of mesial furcation - Removal of one of the buccal roots of a maxillary molar does not increase the mobility of the tooth in normal function and does not involve deepening of the sulcus. - Use of resected molars for removable dentures is questionable at best.	97.1%*	2.9%*
Hamp et al., 1975	Retrospective	87	5 y	Root resection: sectioning a multirooted tooth, along with extraction of one or two roots	0	87	NA	NA	- Plaque index - Gingival index - Pocket depth - Radiographic examination	- 5 had carious lesions. - No teeth were extracted. - All parameters were ameliorated.	100%*	0%*

Bühler, 1988	Retrospective	31	10 y	Root resection/ amputation	0	31	NA	Same failure criteria as Langer et al	- Plaque index - Gingival index - Probing depth - Roentgenograms	- 9 failed: failure causes revealed that endodontic not periodontal complications were predominating - Most failures occurred within the 6- to 10-y period - 14 teeth out of the remaining 22 were free of periodontal pockets - Bone loss was 16.8% at the mesial and 9.7% at the distal sites - Out of 16 isolated terminal bridge abutments, 2 failed (1 fracture, 1 loss of retention)	68.9%*	32.1%
Ehrlich et al, 1989	Retrospective	67	10-18 y	Root resection (51) or root separation (16)	NA	NA	NA	NA	- Radiographs - Probing depth	- 10 extracted (6 recurrent caries, 4 intrabony defects) - Unresected teeth following resection are self-maintaining. Molar teeth can survive even with one resected root.	85.07%*	14.93%*
Hamp et al, 1992	Retrospective	24	7 y	Root resection: resection of one or two roots of a multirooted tooth	0	24	NA	NA	- Plaque index - Bleeding on probing - Pocket depth - Furcation involvement - Mobility - Radiographic - Photography	- 2 were extracted for periodontal reasons and 3 other molars had continuous periodontal degradation on the remaining roots	91.7%*	8.3%*

Authors	Design	No. of teeth	Observation period	Definition of therapy	Hemi-section	Root resection	Survival criteria	Failure criteria	Principal parameters evaluated	Principal findings	Survival rate	Failure rate
Basten et al, 1996	Retrospective	49	2-23 y	Root resection	0	49	NA	A molar was recorded as a failure if it had to be extracted for whatever reason.	- Radiographic	- 4 were extracted (1 endodontic; 2 caries; 1 strategic) - When a proper treatment is rendered, periodontally involved molars can be maintained for a long period of time and serve as abutments in complete-mouth restorations.	92%	8%
Blomlöf et al, 1997	Retrospective	146	3-10 y	Root resection	0	146	NA	NA	- Pocket depth - Plaque index - Gingival index - Gingival bleeding index - Standardized radiographs - Radiographic attachment loss	- 32 teeth extracted: majority for progressive marginal periodontitis - Smokers had a lower survival rate for root-resected molars than nonsmokers. - Pocket depths were smaller after root resection. Root resection does not have a poorer prognosis than root-filled, single-rooted teeth.	68%	22%*
Carnevale et al, 1998	Retrospective	175	10 y	Root resection or separation	40	135	NA	NA	- Plaque index - Gingival index - Probing depth	- 12 extracted (4 apical lesions; 3 caries; 3 periodontal disease recurrence; 2 root fractures) - Most of failures occurred between the 5th and 7th year - Clinical parameters were more favorable after therapy	93%	7%*
Hou et al, 1999	Case series	52	5-13 y	Root separation and/or resection	NA	52	NA	NA	- Plaque index - Gingival index - Probing depth - Clinical attachment level - Alveolar bone change	- Greater improvement in periodontal parameters of advanced Class II and III following root separation than in molars without roots separation	100%* (no failures discussed)	0%*
Svärdström et al, 2000	Retrospective	47	10 y	Root separation/ resection	NA	NA	NA	NA	- Probing depth - Furcation involvement - Gingival condition - Radiographs - Amount of alveolar bone support	- 5 were lost (4 root fracture) - Degree of furcation involvement influenced the most treatment decision of root separation/resection. Tooth position, probing depth, and tooth mobility were factors of significance.	89%*	11%
Fugazzotto, 2001	Retrospective	701	13 y	Root-resective therapy. Removal of one or two roots of a maxillary molar and removal of one root of a mandibular molar or splitting both roots	21	680	Success criteria: (1) No probing depths greater than 4 mm (2) No evidence of bleeding upon probing at more than one maintenance visit (3) No evidence of exudation (4) No evidence of recurrent caries or root fracture	Failing root-resected molars were considered failures for the purposes of statistical compilation even if they remained in the patient's mouth.	NA	- 23 failed (4 root fracture; 5 endodontic; 6 caries; 7 periodontal breakdown; 1 caries and periodontal breakdown) - Parafunctional forces must be controlled if their role in root-resective molar failure is to be minimized. - The success rate was high for both resected molars (96.8%) and implants (97%). - This success rate is negatively affected when either root resected molar or molar implant is a lone standing terminal abutment.	Success rate: 96.8%	3.2%

Authors	Design	No. of teeth	Observation period	Definition of therapy	Hemi-section	Root resection	Survival criteria	Failure criteria	Principal parameters evaluated	Principal findings	Survival rate	Failure rate
Dannewitz et al, 2006[32]	Retrospective	20	5–12 y	Root resection	0	20	NA	NA	- Furcation involvement - Radiographic bone loss - Plaque record - Pocket depths - Bleeding on probing	- 8 extracted: endodontic problems and root fractures were the dominating cause	60%*	40%
Park et al, 2009[33]	Retrospective	342	10 y	Root resection: one or more of the roots of a tooth are removed while leaving the crown and the remaining roots in function	36	306	NA	Same failure criteria as Langer et al[31]	- Amount of bone support (radiographically) - Furcation involvement	- 102 failed: periodontal failures were most frequent - The teeth failed because of a root fracture, and dental caries were most common in the mandible. - The teeth failed because of periodontal problems (most common in the maxilla). - To achieve good results, the remaining root should have > 50% bone support.	70.2%*	29.8%
Yuh et al, 2013[34]	Retrospective	471	1–3 y	Root resection	NA	NA	NA	NA	- Demographic characteristics and socioeconomic status	- 42 were extracted. - Patients with an age > 74 years were 3.33 times more likely to have extraction of root-resected molars. - Patient-related factors, such as living district, urbanisation level, medical institution, and monthly income, may influence the treatment decision regarding whether molars received root resection with or without flap surgery.	91.1%	8.9%*

Naziya Butt e Sangeeta Talwar (2014)[34] Apresentaram um caso endodôntico-periodontal bem-sucedido que envolveu a gestão de um fragmento de instrumento retido num molar maxilar realizado através da ressecção da raiz mesio-bucal. A cirurgia foi realizada com terapia adjuvante de regeneração tecidual guiada (RTG), a fim de gerir a lesão endodôntica periodontal combinada. O dente não apresentava mobilidade no seguimento de 12 meses. Também foram registadas profundidades de sondagem de 2-3 mm e não foi observada mais perda óssea. Assim, este relato de caso demonstrou que a terapia de ressecção radicular combinada com a técnica GTR pode ser considerada como uma modalidade de tratamento eficaz para gerir problemas endodônticos e periodontais de defeitos de furca em molares, bem como para manter um prognóstico favorável e duradouro dos dentes tratados. No entanto, também foi afirmado que uma patologia periodontal correspondente a molares ressecados tende a recidivar. Por isso, deve ser mantida de forma eficiente através de um tratamento periodontal de suporte meticuloso. Além disso, é necessário conceber um plano protético cuidadoso para evitar fracturas de molares ressecados relacionadas com o comprometimento biomecânico.

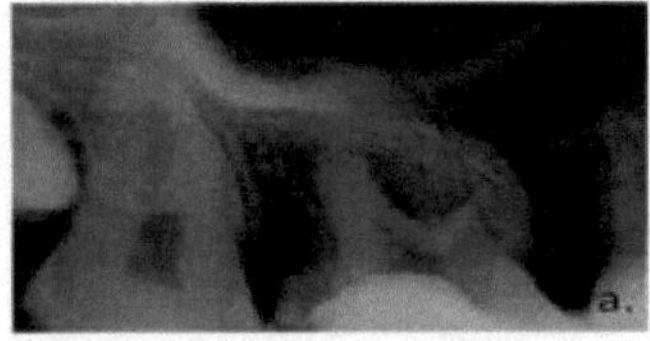

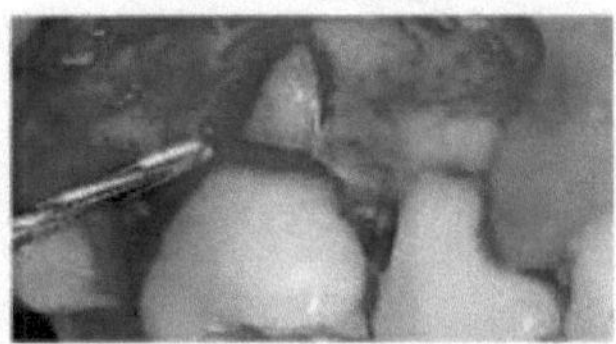

FIG5B: Um retalho mucoperiosteal de espessura total

FIG5A: Radiografia inicial mostrando um fragmento de instrumento separado e radiolucência periapical à volta da raiz mesio-bucal do dente 16.

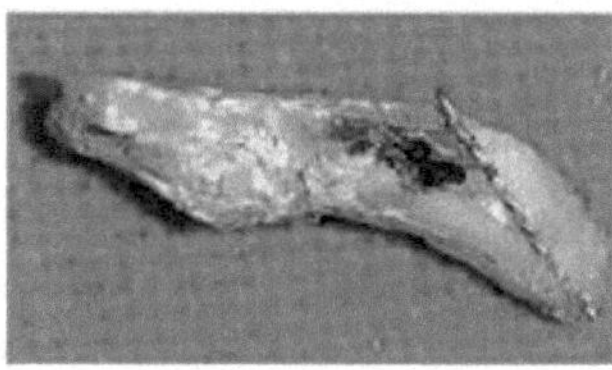

FIG5C: Resected root with separated instrument.

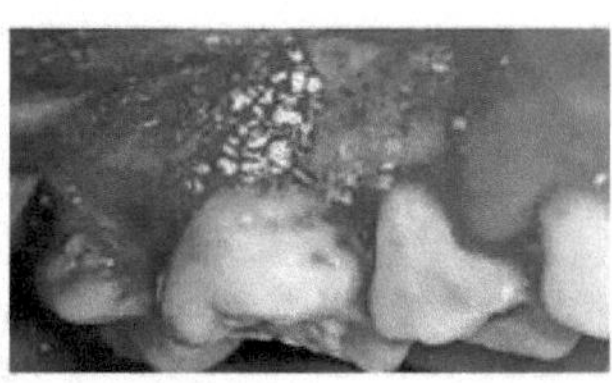

FIG5D: Defect packed with the bone graft material.

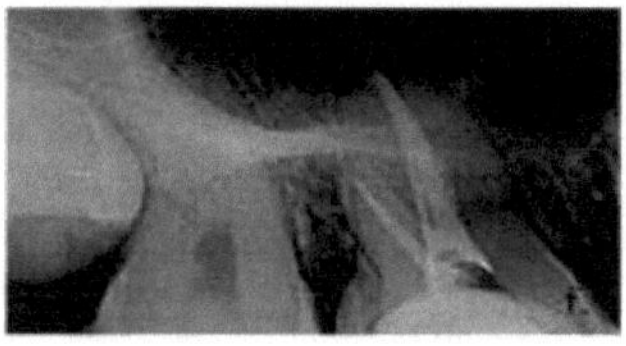

FIG5E: Radiograph after the mesio- buccal root resection and guided tissue regeneration procedure.

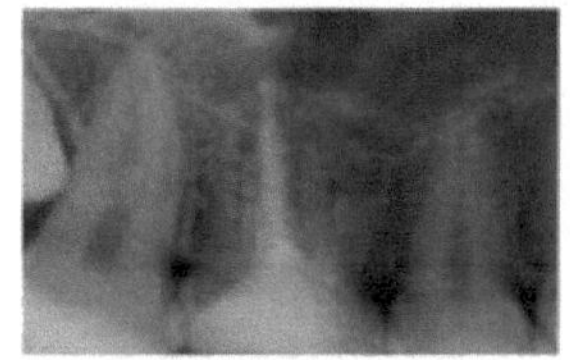

FIG5F: 12-month follow-up

FIG5C: Raiz ressecada com instrumento separado.
FIG5D: Defeito preenchido com o material de enxerto ósseo.
FIG5E: Radiografia após a ressecção da raiz mesio- vestibular e procedimento de regeneração tecidular guiada.
FIG5F: Acompanhamento de 12 meses

Ritu Rana et al. (2012)[35] Apresentaram um relato de caso de um paciente com perda óssea grave envolvendo a raiz distal de um molar mandibular, para o qual foi efectuada uma ressecção da raiz. Num período de 3 meses, o paciente estava assintomático, enquanto a radiografia periapical intraoral mostrou formação óssea em torno das porções apicais do alvéolo. Concluíram que, embora os pacientes estejam a aceitar cada vez mais as próteses implanto-suportadas como uma modalidade de tratamento para substituir dentes perdidos ou dentes com prognóstico duvidoso, procedimentos como a ressecção radicular e a hemisecção podem salvar dentes comprometidos por períodos mais longos e são comparativamente menos dispendiosos para o paciente. No entanto, estes procedimentos de tratamento não são muito populares entre os clínicos.

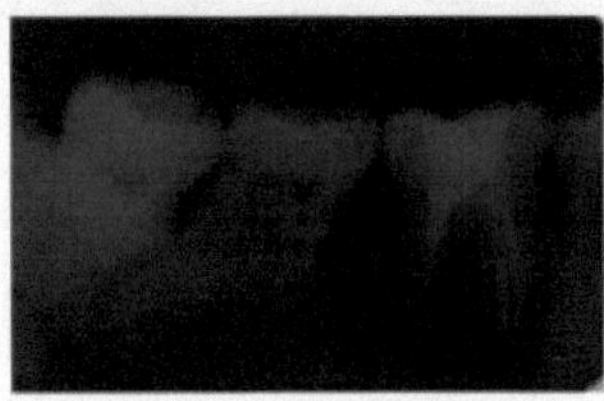

FIG6A: Intra oral periapical radiograph after intentional endodontic therapy

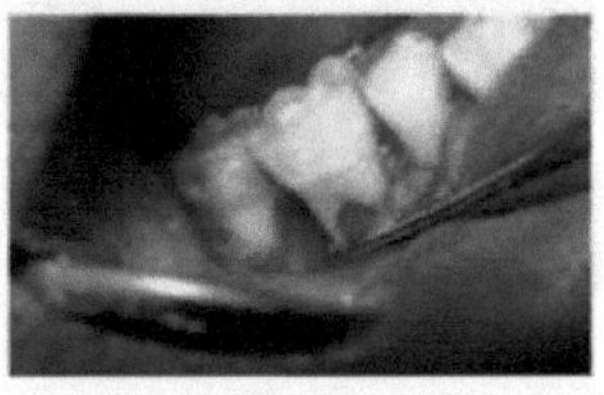

FIG6B: Flap elevation

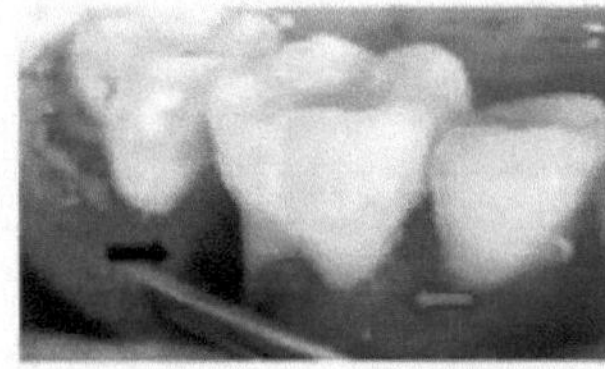

FIG6C: Evaluation of bony defect

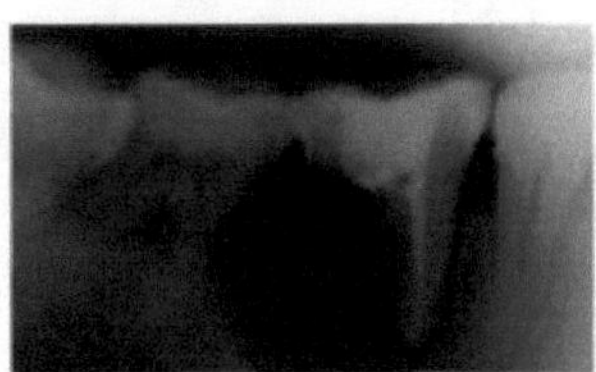

FIG6D: IOPA showing resected right mandibular molar after 3 months.

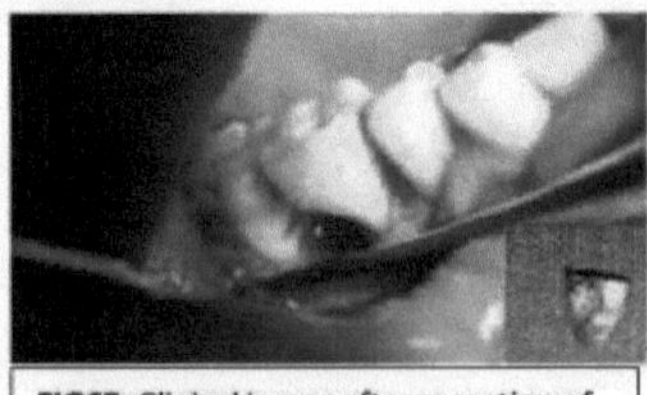

FIG6E: Clinical image after resection of distal root

FIG6A: Radiografia periapical intra-oral após terapia endodôntica intencional

FIG6B: Elevação da aba

FIG6C: Avaliação do defeito ósseo

FIG6D: IOPA mostrando o molar mandibular direito ressecado após 3 meses.

FIG6E: Imagem clínica após a ressecção da raiz distal

TAXA DE SOBREVIVÊNCIA DOS DENTES RESSECADOS

Os molares afectados por furca podem tornar-se dentes de raiz única com a terapia de excisão radicular, o que melhorará a higiene oral tanto para os pacientes como para os médicos. Têm sido efectuados muitos estudos sobre o prognóstico da excisão radicular. Enquanto alguns estudos observaram uma taxa de insucesso de cerca de 30% ao longo de um período de dez anos, outros descobriram que os molares com raiz ressecada tinham uma taxa de sobrevivência superior a 90%. O prognóstico da terapia com implantes e da terapia de excisão da raiz foi examinado em determinados estudos.[36]

Os resultados dos implantes unitários e da terapia de ressecção radicular em áreas molares foram avaliados numa revisão efectuada por Kinsel et al.[20] . Descobriram que, embora os implantes unitários tivessem uma taxa de insucesso reduzida de 3,6%, a terapia de ressecção radicular tinha uma taxa de insucesso de 15,9%. O estudo mostrou que, a menos que houvesse um elevado grau de especialização disponível em todos os campos relevantes, a terapia de ressecção radicular produzia resultados inferiores a longo prazo.

Por outro lado, Fugazzotto[22] relatou uma taxa de sucesso cumulativa de 15 anos de 97,0% para implantes de molares e 96,8% para molares que tiveram as suas raízes removidas. Com base na sua investigação, chegou à conclusão de que existia um elevado grau de sucesso funcional tanto com a terapia de implantes como com a terapia de excisão da raiz do molar. Majzoub e Kon[37] verificaram que apenas 6% dos molares ressecados apresentavam uma topografia que era facilmente passível de manutenção periodontal e restauração protética, e 86% dos primeiros molares superiores ressecados com raiz disto-bucal apresentavam uma violação da largura biológica. É importante criar um ambiente propício a uma boa higiene dentária e prestar atenção às concavidades furculares aquando da excisão radicular dos molares superiores. Após a ressecção, os molares ressecados podem necessitar de uma terapia de manutenção de rotina, que inclui a instrumentação subgengival, de modo a prevenir a doença periodontal.[20]

Quando comparados com molares que receberam ressecção por causas não periodontais, os que foram submetidos a ressecção devido a distúrbios periodontais apresentaram uma maior taxa de sobrevivência. Foram obtidos prognósticos promissores com a terapia de excisão radicular, que visou molares afectados por dificuldades periodontais com base na patologia periodontal individual.

Este tratamento ajuda a remover o cálculo e as bactérias periodontais acumuladas, ao mesmo tempo que aborda características anatómicas indesejáveis que podem atuar como futuros reservatórios bacterianos. Além disso, as anomalias ósseas, como hemiseptas e falhas infra-ósseas profundas, podem ser corrigidas pela cicatrização após a remoção das raízes afectadas, o que resultará no desenvolvimento de uma arquitetura benéfica. Uma opção terapêutica importante para a manutenção de molares

afectados pela doença periodontal é a terapia de excisão radicular.[20]
Existe uma grande diversidade nas taxas de sobrevivência dos dentes após procedimentos restauradores.38 Embora vários autores tenham documentado uma retenção notável de caninos extraídos durante períodos de três a cinco anos, a investigação longitudinal de dez anos produziu resultados inconclusivos. O alto nível de complexidade e a variedade de contextos de tratamento envolvidos podem ser a razão para a variação significativa nos resultados terapêuticos relatados. Muitos médicos estão a tornar-se cada vez menos favoráveis à terapia de ressecção radicular devido aos dados inconsistentes de sobrevivência e à preferência crescente por implantes dentários.[14]
Cinquenta por cento das falhas detectadas foram atribuídas a problemas periodontais. Quando comparados com os molares superiores, os molares inferiores falharam com mais frequência, e cada arcada apresentou um padrão de falha distinto. No que diz respeito às falhas dos molares inferiores, as fracturas radiculares e as cáries dentárias foram razões mais frequentes do que as falhas dos molares superiores. Em contraste com os molares inferiores, os molares superiores registaram uma maior taxa de fracasso periodontal. Embora tenha havido uma maior taxa de insucesso com a remoção da raiz palatina maxilar do que com outras variedades, a diferença não foi estatisticamente significativa.
Em comparação com outros dentes, os dentes maxilares que tiveram excisão da raiz palatina ou disto-bucal tiveram maiores taxas de falhas precoces. Quando se trata de molares com três raízes na mandíbula, a taxa de insucesso foi maior para a ressecção da raiz disto-lingual ou excisão de ambas as raízes distais (raiz distal e raiz disto-lingual). Em comparação com as bicuspidizações, os dentes mandibulares submetidos à excisão da raiz distal ou mesial tiveram uma maior taxa de falhas periodontais precoces. Além disso, em comparação com outros molares inferiores, os molares ressecados com raiz distal apresentaram maior número de fracturas radiculares.[20]
A ressecção da raiz é uma das opções de tratamento para a preservação de molares com envolvimento de furca. Envolve uma abordagem multidisciplinar. A seleção cuidadosa dos casos e o planeamento adequado do tratamento são essenciais para o sucesso deste procedimento. Para molares com envolvimento de furca, a terapia de ressecção radicular ainda é uma opção de tratamento viável. A remoção da raiz efectuada para fins não periodontais teve um resultado pior do que a ressecção da raiz efectuada para tratar problemas periodontais.
Ao tratar molares periodontalmente doentes, é importante que as raízes remanescentes tenham pelo menos 50% de suporte ósseo aquando da remoção da raiz. Uma vez que os problemas periodontais recorrentes à volta dos molares extraídos são comuns, devem ser continuados os cuidados periodontais de apoio. Além disso, deve ser feito um desenho protético cuidadoso para evitar uma fratura biomecânica dos molares ressecados. Para apoiar estes resultados, são necessários mais ensaios prospectivos.

CONCLUSÃO

A ressecção da raiz é uma das opções de tratamento para a preservação de molares com envolvimento de furca. Envolve uma abordagem multidisciplinar. A seleção cuidadosa dos casos e o planeamento adequado do tratamento são essenciais para o sucesso deste procedimento. Para molares com envolvimento de furca, a terapia de ressecção radicular ainda é uma opção de tratamento viável. A remoção da raiz efectuada para fins não periodontais teve um resultado pior do que a ressecção da raiz efectuada para tratar problemas periodontais.

Ao tratar molares periodontalmente doentes, é importante que as raízes remanescentes tenham pelo menos 50% de suporte ósseo aquando da remoção da raiz. Uma vez que os problemas periodontais recorrentes à volta dos molares extraídos são comuns, devem ser continuados os cuidados periodontais de apoio. Além disso, deve ser feito um desenho protético cuidadoso para evitar uma fratura biomecânica dos molares ressecados. Para apoiar estes resultados, são necessários mais ensaios prospectivos.

REFERÊNCIAS

1. Majzoub Z, Kon S. Tooth morphology following root resection procedures in maxillary first molars. Jornal de periodontologia. 1992 Abr;63(4):290-6.

2. Basaraba N. Amputação da raiz e hemisecção do dente. Dent Clin Am 1969; 13:121.

3. Rosenberg MM. Tratamento de defeitos ósseos. In: Clinical Dentistry, Vol. 3. Nova Iorque: Harper and Row 1978; 103.

4. Adams L, Trachtenberg DI. Hemisecção: Técnica e restauração. Dent Clin Am 1974; 18:415.

5. Eastman JR, Backmeyer J. Uma revisão das considerações periodontais, endodônticas e protéticas nos procedimentos de ressecção odontogénica. Int J Periodontics Restorative Dent 1986; 6(2):34.

6. Ross IF, Thompson RH. Envolvimento da furca em molares maxilares e mandibulares. J Periodontol 1980; 51:450

7. Gerstein KA. O papel da ressecção de raízes vitais em periodontia. Jornal de Periodontologia. 1977 Ago;48(8):478-83.

8. Gutmann JL, Endo C. Perspectivas históricas sobre a evolução dos procedimentos cirúrgicos em endodontia. Boletim da história da medicina dentária. 2010 Jan 1;58(1):1.

9. Farrar JN. "Tratamento radical e heroico de abcesso alveolar por amputação de raízes de dentes". Dent Cosmos. 1884; 26:79-81.

10. Bergenholz: Radectomia de dentes multirradiculares. JADA 85: 870, 1972.

11. Hamp, S. E., Nyman, S., e Lindhe, J.: Tratamento periodontal de dentes multirradiculares. Resultados após 5 anos. J Clin Periodontol 46: 1, 1975.

12. Klavan, B.: Observações clínicas após a amputação de raízes em dentes molares. J Periodontol 46: 1, 1975. 88

13. Bühler H. Avaliação de dentes com raízes ressecadas: Resultados após 10 anos. Jornal de Periodontologia. 1988 Dec;59(12):805-10.

14. Derks H, Westheide D, Pfefferle T, Eickholz P, Dannewitz B. Retenção de molares após terapia de reparação radicular: uma avaliação retrospetiva de até 30 anos. Clinical Oral Investigations. 2018 Apr; 22:1327-35. 15. Carnevale G, Pontoriero R, Hürzeler MB (1995) Gestão do envolvimento da furca. Periodontol 2000 9:69- 891 7.

16. DeSanctis M, Murphy KG (2000) O papel da cirurgia periodontal ressectiva no tratamento de defeitos de furca. Periodontol 22:154- 68

17. Basaraba N. Amputação da raiz e hemisecção do dente. Dent Clin North Am 1969; 13:121-132.

18. Livada R, Fine N, Shiloah J (2014) Amputação da raiz: um novo olhar sobre um procedimento antigo. Jornal dentário do estado de Nova Iorque 80:24-8l

19. Minsk L, Polson AM. O papel da ressecção radicular na idade dos implantes dentários. Compend Contin Educ Dent 2006; 27:384-388.

20. Park SY, Shin SY, Yang SM, Kye SB. Factores que influenciam o resultado da terapia de ressecção radicular em molares: Um estudo retrospetivo de 10 anos. Journal

of periodontology. 2009 Jan;80(1):32-40.
21. Blomlof L, Jansson L, Appelgren R, Ehnevid H, Lindskog S. Prognóstico e mortalidade de molares com raiz ressecada. Int J Periodontics Restorative Dent 1997;17: 190201.
22. Choi JI, Lim MS, Lee HJ, Kim YJ. Resultados da terapia de ressecção radicular em molares superiores: um estudo retrospetivo de 1-8 anos. Pesquisa em Biologia Oral. 2021 Dec 31;45(4):165-73.
23. Orstavik D, Kerekes K, Eriksen HM (1986) O índice periapical: um sistema de pontuação para avaliação radiográfica da periodontite apical. Endod Dent Traumatol 2:20-341 89
24. Liang YH, Li G, Wesselink PR, Wu MK (2011) Preditores de resultados endodônticos identificados com radiografias periapicais e tomografias computorizadas de feixe cónico. J Endod 37:326-31
25. Miller PD Jr (1985) Uma classificação da recessão dos tecidos marginais. Int J Periodontics Restorative Dent 5:8-131
26. Lee KL, Corbet EF, Leung WK. Sobrevivência de dentes molares após terapia periodontal ressectiva - um estudo retrospetivo. Jornal de periodontologia clínica. 2012 Sep;39(9):850-60.
27. Padmanabhan S, Dommy A, Guru SR, Joseph A. Avaliação comparativa da tomografia computorizada de feixe cónico versus medições cirúrgicas directas no diagnóstico do envolvimento da furca do molar mandibular. Dentisteria clínica contemporânea. 2017 Jul;8(3):439.
28. Newell, D. H. (1991) O papel do protésico na restauração de molares com ressecção radicular: um estudo de 70 ressecções radiculares de molares. Journal of Prosthetic Dentistry65, 7-15.
29. Kayser, A. F. (1981) Arcos dentários encurtados e função oral. Jornal de Reabilitação Oral 8, 457-462.
30. Verde PT. Hemisecção e amputação de raízes. Journal of the American Dental Association (1939). 1986 Abr 1;112(4):511-8.
31. Mokbel N, Kassir AR, Naaman N, Megarbane JM. Resecção e Hemisecção da Raiz Revisitada. Parte I: Uma revisão sistemática. Revista Internacional de Periodontia e Odontologia Restauradora. 2019 Jan 1;39(1).
32. Shaheen R, Al Nasser H, Al Salem M, Al Abdulwahab M, Al Nasser A, Al Saffan AD. Comparação dos custos financeiros entre substituir um dente por um implante dentário ou por uma prótese dentária fixa ou salvar o dente com terapia endodôntica em Riade e Al-Hasa. Saudi Journal of Oral Sciences. 2018 Jul 1;5(2):119-24. 90
33. Wang H-L, Burget FG, Shyr Y, Ramfjord S. A influência do envolvimento e mobilidade da furca do molar na futura perda de inserção periodontal clínica.
34. Butt N, Talwar S. Ressecção de raiz em molar superior com um instrumento fracturado retido e defeito periodontal. Indian J Dent Adv. 2014 Abr 1;6(2):1546-9. Kinsel RP, Lamb RE, Ho D. O dilema do tratamento do molar furcado: Ressecção da raiz versus restauração com implante de um único dente. Uma revisão da literatura. Int

J Oral Maxillofac Implants 1998; 13:322-332.

35. Huynh-Ba G, Kuonen P, Hofer D, Schmid J, Lang NP, Salvi GE (2009) O efeito da terapia periodontal na taxa de sobrevivência e incidência de complicações de dentes multirradiculares com envolvimento de furca após um período de observação de pelo menos 5 anos: uma revisão sistemática. J Clin Periodontol 36:164-761

36. Majzoub Z, Kon S. Morfologia dentária após procedimentos de ressecção radicular em primeiros molares superiores. J Periodontol1992; 63:290-296.

37. Hou, G. L., Hung, C. C., Tsai, C. C. &Weisgold, A. S. (2005) Estudo topográfico do tipo de tronco radicular em molares chineses com envolvimentos de furca de Classe III: tipo de molar e local de furca. Jornal Internacional de Periodontia e Dentisteria Restauradora 25, 173-179.

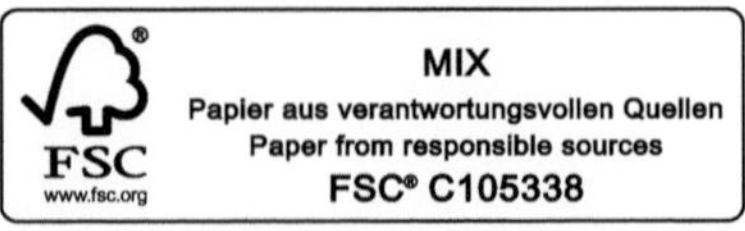

Printed by Books on Demand GmbH, Norderstedt / Germany